これだけは知っておきたい！

「食品成分表」と「栄養計算」のきほん

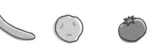

Watanabe Tomoko

渡邊智子

［著］

イラスト・図表（3章）：ホンマヨウヘイ（studio hom.）

ブックデザイン：坂　重輝（グランドグルーヴ）

は じ め に

　日本食品標準成分表（以下，食品成分表）は，日本人が常用している食品のエネルギーと栄養素を示すデータ集です。食品成分表のデータは，改訂された時点での最新の値であり，次の改訂が実施されると使命を終えます。食品成分表は，改訂に伴い収載成分や収載食品の解説が充実してきました。この解説は，収載食品や収載成分の理解を助けるものです。近年，栄養計算ソフトによる食品成分表の利用が増加し，解説の内容がユーザーに届かない状況が散見されます。

　また，最新の食品成分表は，たんぱく質群，脂質群，炭水化物群にいくつかの成分が収載されているため，栄養計算等で利用する成分を選択する必要があるなど，栄養士・管理栄養士の実務（献立作成や栄養アドバイスなど）での利用には，編集が必要になっています。そこで，ユーザーのために編集を実施した食品成分表が，実務で利用されていることがほとんどです。

　栄養士・管理栄養士の養成では，食品学では文部科学省の一次資料である食品成分表を学び，調理学，給食経営管理，栄養指導など応用科目では，ユーザーのために編集された成分表を学び栄養計算に利用します。食品成分表は，食事摂取基準が対象者に応じて給与目標量を設定するように，文部科学省の一次資料の成分表を編集して利用する時代になったといえます。

　そこで，本書『これだけは知っておきたい！「食品成分表」と「栄養計算」のきほん』は，食品成分表に記載されている多くの楽しい情報をわかりやすく伝え，食品成分表を使う適切な栄養計算や，科学的に，かつ楽しく食育に活用していただくことを目的に執筆しました。

　健やかな毎日のために，食事摂取基準に基づき，食文化などに配慮したおいしい食事を提供することは，栄養士・管理栄養士の役割のひとつです。食品成分表と食事摂取基準は，望ましい食事を考える両輪です。本書が，食品成分表のおもしろさを理解し，適切な栄養計算を行うために役立つことを心から願っています。

2023年9月

渡 邊 智 子

第2章 **食品成分表を使って栄養計算をしてみよう！** ･････････ 59

第1章 食品成分表とは何かを知っておこう

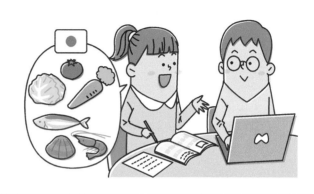

1.1 食品成分表とは

食品成分表は，世界各国で策定されているその国の人々が食べている食品のデータ集です。食品100gに含まれているエネルギーおよび栄養素の量を調べ，食品をグループ別に分け，一覧表として示しています。各国の食生活の変遷（利用している食品の変化），栄養学・医学・食品学の進歩（人に必要な栄養素の解明とその栄養素の分析方法の進化など）に伴い改訂されています。そのため，生活している国の最新の食品成分表をみると，その国で食べている食品のエネルギーや栄養素の量がわかります。

食品成分表はその国で食べている食品のエネルギーや栄養素量がわかります。

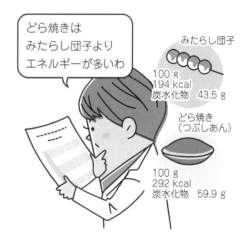

1. 日本の食品成分表

日本の食品成分表の正式名称は「日本食品標準成分表」で，昭和25（1950年）に日本初の食品成分表（以下，初版成分表）が公表されました[1]。その後，改訂が8回行われ，「日

1

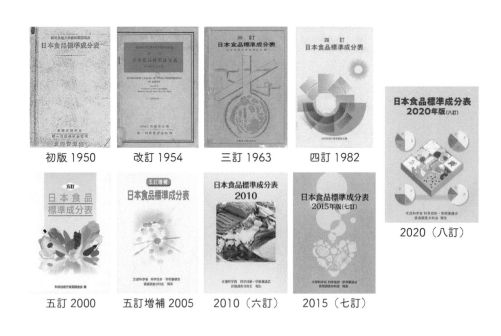

［図1.1］初版から現在（八訂）までの食品成分表

本食品標準成分表2020年版（八訂）」（以下，成分表2020）が最新の食品成分表です[2]（**図1.1**）。さらに2023年には，成分表2020を基本とし，新規食品を追加するなどした「日本食品標準成分表（八訂）増補2023年（以下，成分表増補2023）」[3] が文部科学省のHPのみで公表されました。

2. 日本食品標準成分表の名称の変遷

　日本の食品成分表の正式名称は，初版成分表から五訂増補日本食品標準成分表（以下，五訂増補成分表）[4] までは改訂数を名称の前に記載し，改訂回数をわかりやすく表記してきましたが，六訂にあたる「日本食品標準成分表2010」[5]（以下，成分表2010）からは「日本人の食事摂取基準（公表年）」にならい，名称・公表年に変更しました。しかし，民間の出版社が販売する成分表（以下，民間成分表）の名称は，名称・発売年として毎年発行されているため，ユーザーの中に民間成分表が最新版と誤解する場合が散見されました。そこで2015年からは名称を「日本食品標準成分表2015年版（七訂）」[6]（以下，成分表2015）とし，名称・公表年（改訂数）となりました（**図1.2左**）。なお，成分表2020を増補した「成分表増補2023」のように，その時点の最新の成分表を補う成分表があります。これは正式な改訂成分表ではありません。そのため，これらの成分表の名称は多様で，冊子を発行しない場合もあります（**図1.2右**）。

改訂数・日本食品標準成分表	改訂成分表の名称・追補・発行年
日本食品標準成分表 改訂日本食品標準成分表 三訂日本食品標準成分表 四訂日本食品標準成分表 五訂日本食品標準成分表 五訂増補日本食品標準成分表	日本食品標準成分表2015年版（七訂） 追補2016年 日本食品標準成分表2015年版（七訂） 追補2017年 日本食品標準成分表2015年版（七訂） 追補2018年
日本食品標準成分表・公表年	公表年・改訂成分表の名称・データ更新
日本食品標準成分表2010	2019年における日本食品標準成分表2015年版（七訂）のデータ更新【HPのみ】
日本食品標準成分表・公表年（改訂数）	日本食品標準成分表（改訂数）・増補・公表年
日本食品標準成分表2015年版（七訂） 日本食品標準成分表2020年版（八訂）	日本食品標準成分表（八訂）・増補2023年 【HPのみ】

［図1.2］成分表の名称の変遷
左は正式な改訂成分表，右は正式な改訂成分表ではなく正式なものを補うための成分表

3. 日本食品標準成分表2020年版（八訂）

　成分表2020は，8回目の改訂成分表になります。この基本の成分表2020に加え，たんぱく質を構成するアミノ酸組成のデータ集である「成分表2020　アミノ酸成分表編」[7]（以下，アミノ酸表2020），脂肪酸組成のデータ集である「成分表2020　脂肪酸成分表編」[8]（以下，脂肪酸表2020），炭水化物のデータ集である「成分表2020　炭水化物成分表編」[9]（以下，炭水化物表2020）の3冊の組成成分表が，成分表2020のセットとして公表されています（**図1.3**）。これらの4冊の成分表は，食品番号が同じであれば，同じ食品についてのデータが記されています。つまり，4冊のデータは一続きになるので，1つの食品の成分について約150個の成分量を知ることができます。なお，増補成分表2023も同様に4冊がセットになっています。

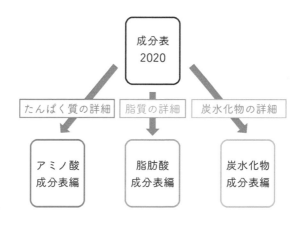

［図1.3］4冊の成分表の関係

1.2 食品成分表は改訂のたびに
何が変わっているのか

1. 日本食品標準成分表の「標準」

「標準」とは，日本人が食べている平均的な食品の平均的な成分値を意味しています。この平均的な食品は変化をしています。たとえば，四訂日本食品標準成分表（以下，四訂成分表）[10]の米は「日本晴」，五訂日本食品標準成分表[11]（以下，五訂成分表）の米は「コシヒカリ」，成分表2020の米は多様な品種が試料となりました。このほかクロワッサンやでんぶなども標準が変化しています。

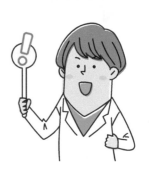

「標準」はそのときどきで変わるので注意しましょう。

クロワッサンは，日本食品標準成分表2015年版（七訂）（以下，成分表2015）ではパン専門店で販売している層がはがれやすいタイプのものが標準でしたが，成分表2020では，新たに層がはがれにくく数個を袋に詰めて販売しているクロワッサンも収載され，この食品を「クロワッサン，レギュラータイプ」，パン専門店のクロワッサンを「クロワッサン・リッチタイプ」とし，区別しています（**図1.4**）。

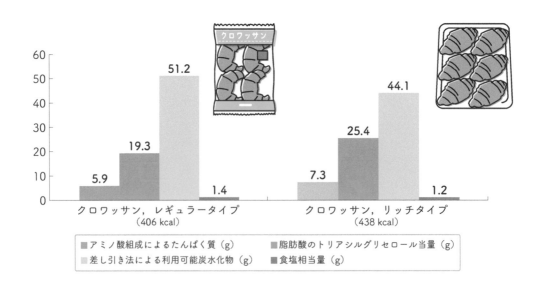

[**図1.4**] クロワッサン，レギュラータイプとクロワッサン，リッチタイプ（/100 g）の栄養価

コラム

パンの種類：リーンタイプとリッチタイプ

　パンは大きく分けるとリーン（lean）とリッチ（rich）の2種類に分けられます。リーンタイプは粉，イースト，塩，水などの基本的な材料で生地をつくる油分の少ないシンプルなパンで，フランスパン，イギリスパン，イングリッシュマフィン，コッペパン，トルティーヤ，ナン，ベーグルなどがあります。リッチタイプは，リーンタイプの基本的な材料（粉，イースト，塩，水など）に砂糖や卵，牛乳，バターなどを入れて生地をつくります。クロワッサンや高級食パンといわれるものをはじめ，なじみのあるあんパン，クリームパン，ドーナツ，メロンパン，カレーパンなどがあります。

パンは2つの種類に
分けられます。

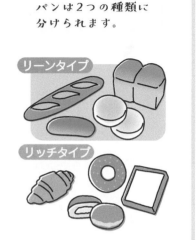

リーンタイプ

リッチタイプ

　でんぶは，成分表2015ではしょうゆと砂糖で味つけした甘辛の茶色でんぶが収載されていました（別名 茶でんぶ）が，成分表2020では桜でんぶ（ごくわずかな塩と砂糖に食紅で色づけしたもの：主要な調味料は砂糖）も収載されました。食塩相当量は，茶でんぶ（4.2 g/100 g），桜でんぶ（2.4 g/100 g）になります（**図1.5**）。桜でんぶを使う料理（献立）では，これまでの栄養計算結果は間違っているので，成分表2020での再計算が必要になります。

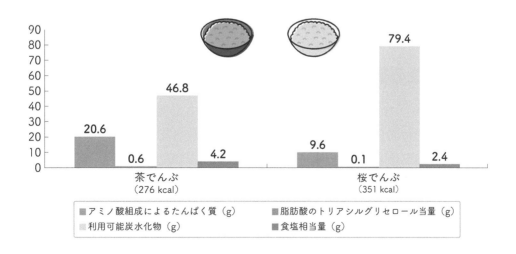

茶でんぶ
（276 kcal）　　20.6　0.6　46.8　4.2

桜でんぶ
（351 kcal）　　9.6　0.1　79.4　2.4

■アミノ酸組成によるたんぱく質（g）　　■脂肪酸のトリアシルグリセロール当量（g）
■利用可能炭水化物（g）　　■食塩相当量（g）

［**図1.5**］**茶でんぶと桜でんぶ**（/100 g）**の栄養価**

でんぶの由来

でんぶとは魚肉をほぐしてつくる水産加工食品のことをいいます。たい，かに，ひらめ，たら，ほたて，えびなどをそぼろにし，しょうゆ，みりん，砂糖で調味したものです。でんぶは「田夫」と書き，「でんぷ」ともいいます。「農夫」「田舎者」「野暮」という意味があります。魚をバラバラにする無骨さや，材料が大小不ぞろいな野暮ったさから，田舎風の粗野な食品の意味で「田夫」と称されました。やがて乾燥した「麩」に似ていることから，でんぶは「田麩」と漢字表記されるようになりました。

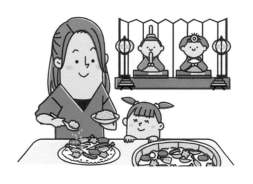

桜でんぶは，ちらし寿司や巻物に使うときれいです。

2. 日本食品標準成分表の「改訂」が意味すること

改訂と改定，どちらも「かいてい」と読みます。「改訂」は「内容の一部に手を加えて改めなおすこと」，「改定」は「改め定めること，直して新しく決めること」です。食品成分表では，最新の成分表を基礎データとして検討し，改めるべき成分値があれば変更し，追加すべき食品があれば追加するなどの作業を行っているので，「改定」ではなく「改訂」になります。つまり，食品成分表は，初版から成分表2020まで改訂をくり返し策定されている継続性のある食品成分データです。

3. 初版から成分表2020までの収載食品の変化

初版から成分表2020までの食品成分表の収載食品数の変遷を**図1.6**に示します。四訂成分表は，改訂前の成分表に比べ最も増加した成分表で，878から1,621食品に増加しています。肉類（四訂成分表では獣鳥鯨肉類）は，肉類を部位別に細分化，魚介類に調理した食品（焼きと水煮）を追加，野菜類に調理した食品（ゆで）を追加，調理加工食品類を追加するなどしています。これは，当時の日本人の食生活が豊かになってきたことを示すものです。その後も食生活の変化に伴う食品（常用されるようになった食品）や調理加工食品の増加により収載食品も増加し，成分表2015年からは，伝統的な食品が追加されるようになりました。

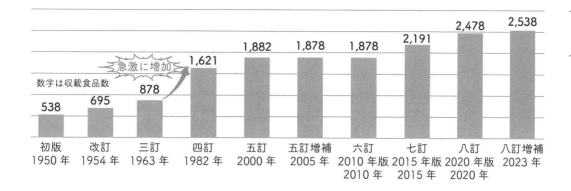

[図1.6] 食品標準成分表の収載食品数の変遷

四訂成分表の書籍としての構成（第1章 説明，第2章 食品成分表，第4章 資料（食品群別留意点等））は，その後の成分表でも踏襲されています（第3章は食品成分表（別表）として食塩相当量が収載されています）。この成分表は，日本で初めて収載食品について個別に解説した成分表です。そのため，三訂日本食品標準成分表[12]（以下，三訂成分表）の書籍の厚みは1cm程度でしたが，四訂成分表は3cmにもなりました。

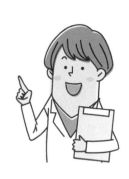

食生活が豊かになると収載される食品が増えていきます。

コラム

食品成分表の分析対象は旬の食品

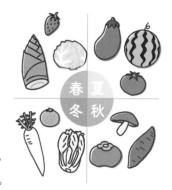

自然環境のなかで育つ野菜や魚には「旬（しゅん）」と呼ばれる時期があります。旬は，その食品が最も多く市場に出る時期（出盛り期という）であり，味がよく，その食品を食べるのに最適な時期です。

旬の前の時期を「走り（はし）」，旬の後の時期を「名残（なごり）」といいます。「走りの桃」「名残の鮎」，などといい，食文化として楽しんできました。「走り」や「名残」は，日本料理の料理名の一部に使われる場合もみられます。「旬」の食品は，「走り」や「名残」の食品に比べ，安価で，味，香り栄養成分が充実していることが一般的です。旬の食材を楽しみましょう。その食品の旬は，日本は緯度経度が地域により異なるので，地域差があります。近年は，ハウス栽培の野菜や果物，養殖の魚の流通が増え，旬がわかりにくくなっている食品も多くなっています。食品成分表では，自然環境のなかで育つ食品は，原則として旬の食品が分析対象です。

獣鳥鯨肉類と鯨

　獣鳥鯨肉類は，改訂日本食品成分表（1954年公表）から四訂日本食品標準成分表（1982年公表）までの肉類の食品群名です。初版の日本食品成分表では，獣鳥肉類（1950年公表）でした。五訂日本食品標準成分表（2000年公表）の食品群名は「肉類」に変更され，現在に至っています。獣鳥鯨肉類の「鯨」は，日本では古くから摂取されてきた食品で，かつての学校給食では鯨の竜田揚げが人気メニューでした。し

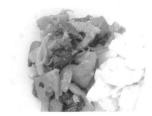

南房総市の小学校では，酢豚の豚肉を鯨肉に代えた酢鯨が登場しました！

〔写真提供：内房学校給食センター　栄養教諭　岩崎恵氏〕

かし，1982年の国際捕鯨委員会（IWC）での商業捕鯨一時停止により，鯨が食卓にあがることは少なくなりました。食材として鯨肉生産量等の推移をみると，国内生産量は，1965年：218,000 t と最大で，1975年76,000 t，1985年15,000 t，1987年5,000 t，それ以降現在まで5〜1,000 t です。今や鯨は貴重な食材になっていますが，伝統的に鯨を捕獲して食べてきた地域では，学校給食に鯨が提供されています。

4. 初版から成分表2020までの収載成分項目数の変化

　初版から成分表2020までの食品成分表の成分項目数の変遷を図1.7に示します。五訂成分表は，改訂前の成分表に比べ最も収載成分項目数が増加した成分表です。項目数が19から36に増えています。これは，栄養学や分析科学の進歩などにより多くの栄養素の収載が行われることになったためです。また，成分表の食品成分（栄養素）の分析方法は，成分表の改訂に伴い変更されているものがあります。それはできるだけ正確な値を知るため，精度の高い分析方法に変更されているからです。分析方法の変更により収載値もより正確な値を得ることができるようになりました。このほか，計算による値であるエネルギー，レチノール当量，α-トコフェロール当量などは，成分表の改訂に伴う計算方法の変更により，収載値が大きく改訂されてきました。

　成分表2020では食物繊維の分析方法が1部の食品で変更されています（たとえば，白飯の食物繊維は，成分

成分表2020（八訂）が大改訂といわれる所以は1.5節（17ページ〜）で説明します。

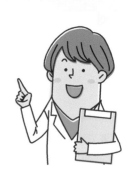

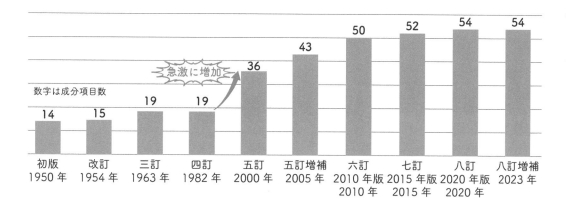

[図1.7] 食品標準成分表の成分項目数の変遷

表2015の0.3gから，成分表2020では1.5gになりました。

その理由は「1.5節8.食物繊維」（28ページ）で説明します。また，エネルギー量が全食品で変更されました（そのため大改訂といわれています。これも「1.5節7.エネルギー」（22ページ）で説明します）。

5. 日本食品標準成分表の組成成分表など

日本食品標準成分表の組成成分表として，アミノ酸成分表，脂肪酸成分表，炭水化物成分表（利用可能炭水化物及び糖アルコール），食物繊維成分表，有機酸成分表が策定されてきました（表1.1）。

成分表2020アミノ酸表は，日本食品アミノ酸成分表（1966）から5回目の改訂になる組成表です。成分表2020脂肪酸成分表編は，日本食品脂溶性成分表—脂肪酸，コレステロール，ビタミンE—（1989）から4回目の改訂にあたる組成表です。炭水化物成分表は成分表2015が初版です。成分表2015炭水化物成分表編は「炭水化物成分表（利用可能炭水化物及び糖アルコール）」および「有機酸成分表」で構成されていました。成分表2020炭水化物成分表編では，炭水化物成分表が改訂され，これらの別表に「食物繊維成分表」も加わりました。この食物繊維成分表は，1992年に公表された初版の日本食品食物繊維成分表の約30年ぶりの改訂になります。これらの組成成分表は，栄養学，医学，分析科学の進歩などに伴い充実してきました。

成分表の食品が増加したのは四訂成分表（三訂成分表の1.85倍！），成分数が増加したのは五訂成分表（四訂成分表の2.05倍！）です。

[表1.1] 日本食品標準成分表の組成成分表等の変遷

名　称	公表年	食品数
日本食品アミノ酸成分表*	1966	157
改訂日本食品アミノ酸成分表*	1986	295
日本食品脂溶性成分表—脂肪酸, コレステロール, ビタミンE-*	1989	471**
日本食品食物繊維成分表*	1992	227
日本食品ビタミンD成分表	1993	179
日本食品ビタミンK/B$_6$/B$_{12}$成分表	1995	393
五訂増補日本食品標準成分表脂肪酸成分表編*	2005	1,263
日本食品標準成分表準拠アミノ酸成分表2010	2010	337
日本食品標準成分表2015年版（七訂）アミノ酸成分表編*	2015	1,558
日本食品標準成分表2015年版（七訂）脂肪酸成分表編*	2015	1,782
日本食品標準成分表2015年版（七訂）炭水化物成分表編*		
炭水化物成分表*	2015	854
別表. 有機酸成分表*	2015	96
日本食品標準成分表2020年版（八訂）アミノ酸成分表編*	2020	1,953
日本食品標準成分表2020年版（八訂）脂肪酸成分表編*	2020	1,921
日本食品標準成分表2020年版（八訂）炭水化物成分表編*		
炭水化物成分表*	2020	1,075
別表1. 食物繊維成分表*	2020	1,416
別表2. 有機酸成分表*	2020	409
日本食品標準成分表（八訂）増補2023年 アミノ酸成分表編*	2023	1,999
日本食品標準成分表（八訂）増補2023年 脂肪酸成分表編*	2023	1,967
日本食品標準成分表（八訂）増補2023年 炭水化物成分表編*		
炭水化物成分表*	2023	1,101
別表1. 食物繊維成分表*	2023	1,451
別表2. 有機酸成分表*	2023	443

＊組成成分表　赤：アミノ酸表, 青：脂肪酸表, 緑：炭水化物表
＊＊脂肪酸の収載食品数

1.3　食品成分表を必要とするとき

1. 栄養計算の必須アイテム

　食品成分表は, 食べ物を評価するものさし（スケール）です。人は生命を維持し活動するために食事（食品や料理）を摂取します。食事を適切に摂取するための目安は, 厚生労

働省が5年おきに策定している「日本人の食事摂取基準」です。管理栄養士・栄養士は，食事摂取基準に示されているエネルギーや栄養素を，食品に置き換えて献立作成し食事を提供します。そのため食品成分データベースである食品成分表は欠かせません。栄養計算は，食品成分表を「食べ物を評価するものさし」として使っています。成分表が改訂されると「食べ物を評価するものさし」の精度が高くなります。最新の成分表を使うことは，より正確な栄養計算につながります。

2. 献立作成や料理づくり，栄養アドバイスに役立つ食品選択

たとえば，食品成分表の「もなか」と「大福もち」は，こしあん製品とつぶしあん製品が収載されています。もなかは，皮1：あん9，大福は，もち皮10：あん7の製品です。これらのエネルギー，食物繊維，カリウム，葉酸を比べてみました（**図1.8**）。エネルギーは同じですが，栄養素量はつぶしあん製品のほうが多いです。同様に2種類のクロワッサン，2種類のでんぶを比較した図を作成すると，それぞれの食品について2種類のエネルギーや栄養素量に相違があることを対象者にわかりやすく説明できます（1.2節1（4，5ページ）参照）。このように成分表2020をみると，喫食者にとって栄養学的にお得な食品選択をすることができます。

同じ食品でも栄養素量が異なる場合があります。たとえば，あんこものはこしあんよりもつぶしあんのほうが多数のビタミンや無機質を多く含みます。

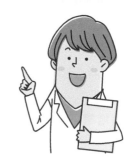

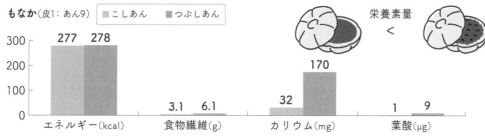

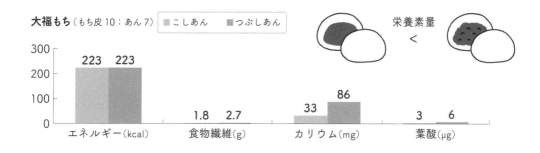

［図**1.8**］ **こしあん製品とつぶしあん製品：もなかと大福もち**(/100 g)

1.4 「成分表2020」の見方

1. 文部科学省の公表方法と継続しているフォロー体制と成分表2020

　文部科学省では「日本食品標準成分表・資源に関する取組」（https://www.mext.go.jp/a_menu/syokuhinseibun/index.htm）に，最新の成分表である「日本食品標準成分表（八訂）増補2023年」（青枠），現在最も利用されている「日本食品標準成分表2020年版（八訂）」（赤枠），「日本食品標準成分表2020年版（八訂）分析マニュアル（令和4年2月）」（緑枠），「食品成分データベース」などのページに移動し，それぞれの詳細をみることができるようになっています（**図1.9**）。

(1)「成分表2020年」の情報

　図1.9の赤枠「日本食品標準成分表2020年版（八訂）」をクリックするとhttps://www.mext.go.jp/a_menu/syokuhinseibun/mext_01110.html に移動し，現時点でほとんどのユーザーが利用している成分表2020の情報を入手（緑枠）できます（**図1.10**）。

　また，**図1.10**のオレンジ枠からは「正誤表」も入手できます。成分表2020の適切な活用のために正誤表を反映した成分表（栄養計算ソフト）を利用することが重要です。

(2)「成分表増補2023」の情報

　図1.9の青枠「日本食品標準成分表（八訂）増補2023年」をクリックするとhttps://www.mext.go.jp/a_menu/syokuhinseibun/mext_00001.html に移動し，最新の食品成分データである成分表増補2023の情報を入手（ピンク枠）できます（**図1.11**）。

　図1.11のピンク枠のデータは，成分表2020の正誤表がすべて反映された，現時点で最も信頼できる食品成分データベースです。ただし，文部科学省では成分表増補2023の書籍の発行はしていません。そのため，印刷物が必要な場合はダウンロードしてデータを入手しなければなりません。

(3) 食品成分表に収載されている成分の分析方法

　図1.9の緑枠で示した「日本食品標準成分表2020年版（八訂）分析マニュアル（令和4年2月）をクリックするとhttps://www.mext.go.jp/content/20220222-mext_kagsei-index_100.pdfに移動し，「日本食品標準成分表2020 年版（八訂）冊子」（PDF）を入手できます。

　本書は，成分表2020および成分表増補2023の収載成分の分析方法だけではなく，数値の表示方法について，食品群別の試料前処理法，「調理した食品」の調理方法，食品成分表のための記録表（**表1.2**（15ページ））を入手できます。これらをみると，食品を分

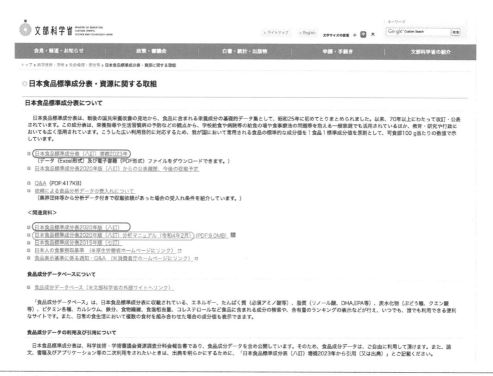

［図1.9］「日本食品標準成分表・資源に関する取組」のWeb画面

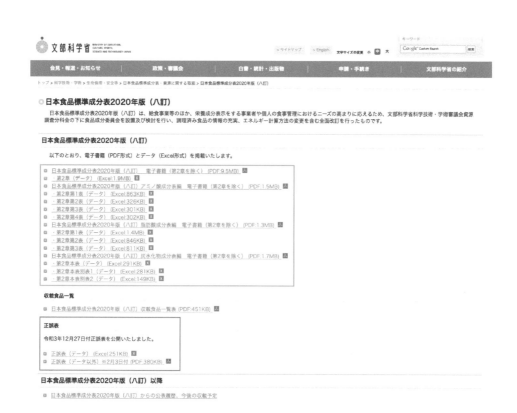

［図1.10］「日本食品標準成分表2020年版（八訂）」のWeb画面

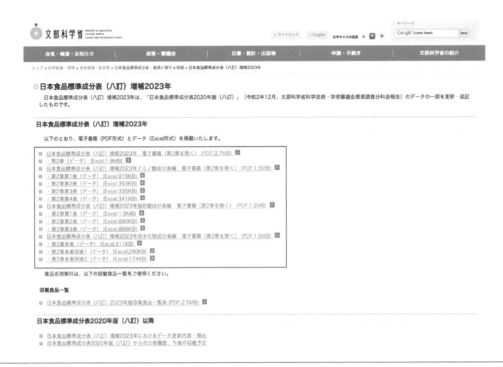

[図1.11]「日本食品標準成分表（八訂）増補2023年」のWeb画面

析するための詳細を知ることができます。また，食品成分表のための記録表をみると，表の項目からどの分析にはどのような項目のデータを記録しておくことが必要なのかがわかります。これは，自分が分析する場合，あるいは依頼分析を行う場合に必須な項目です。この分析マニュアルをわかりやすく解説した「日本食品標準成分表2020年版（八訂）分析マニュアル・解説」も発売されているので参考にしてください。

2. 文部科学省は食品成分データベースも運営

図1.9の「食品成分データベース」をクリックするとhttps://fooddb.mext.go.jp/ に移動し，食品成分データベースを利用できます（図1.12）。このWebサイトでは，「日本食品標準成分表2020年版（八訂）」をデータソースとして，食品成分に関するデータを提供しています。現在,成分表増補2023をデータベースとするための作業が行われています。このWebサイトでは，食品の別名での検索，各成分表の食品群別留意点の閲覧，栄養計算などができます。たとえば,エネルギー，たんぱく質（必須アミノ酸など），脂質（リノール酸，DHA，EPAなど），炭水化物（ブドウ糖，クエン酸など），ビタミン各種，カルシウム，鉄分，食物繊維，食塩相当量，コレステロールなど，ある食品に含まれる成分の検索や，特定の成分の含有量のランキングの表示を行うことができます（図1.13）。また，日常の食生活において複数の食材を組み合わせた場合の成分値も表示できます（図1.14）。本サイトは，いつでも，誰でも利用できる便利なWebサイトです。

[表1.2] 食品成分表のための記録表（文部科学省食品成分分析マニュアルから作成）

分析試料購入用
・試料購入指示明細書

調理食品用
・調理指示書（植物性食品）
・調理指示書（動物性食品）

分析試料用
・試料来歴表

分析試料調製用
・測定用試料調製記録書（基本）
・測定用試料調製記録書（肉類（赤肉・脂身））

廃棄率用
・廃棄率記録書（植物性食品）
・廃棄率記録書（動物性食品）

調理食品用
・調理記録書（植物性食品）
・調理記録書（動物性食品）

一般成分・無機質・ビタミン分析用
・食品成分表基礎データ《一般成分・無機質・ビタミン》基本
・食品成分表基礎データ《一般成分・無機質・ビタミン》調理した食品

アミノ酸分析用
・食品成分表アミノ酸編基礎データ《窒素，アミノ酸，硝酸イオン，カフェイン，テオブロミン》基本
・食品成分表アミノ酸編基礎データ《窒素，アミノ酸》基本・補正値
・食品成分表アミノ酸編基礎データ《窒素，アミノ酸，硝酸イオン，カフェイン，テオブロミン》調理した食品

脂肪酸分析用
・食品成分表脂肪酸編基礎データ《水分・脂質・脂肪酸》基本
・食品成分表脂肪酸編基礎データ《脂肪酸》調理した食品

炭水化物分析用
・食品成分表炭水化物編基礎データ《利用可能炭水化物・糖アルコール・食物繊維・有機酸》基本
・食品成分表炭水化物編基礎データ《利用可能炭水化物・糖アルコール・食物繊維・有機酸》調理した食品

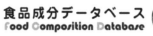

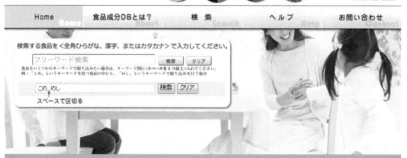

注意事項

文部科学省は、「日本食品標準成分表（八訂）増補2023年」を公表しました。
現在、本データベースでも食品成分表増補2023年のデータへの更新作業を行っております。
食品成分表増補2023年に対応次第、本ホームページでお知らせします。

アクセスランキング *Access Ranking*

2023年6月12日：アクセスTop 5

順位	食品名	アクセス数
1	穀類/こめ/［水稲めし］/精白米/うるち米	483
2	乳類/＜牛乳及び乳製品＞/（チーズ類）/プロセスチーズ	427
3	卵類/鶏卵/全卵/生	407
4	砂糖及び甘味類/（砂糖類）/車糖/上白糖	386
5	乳類/＜牛乳及び乳製品＞/（液状乳類）/普通牛乳	379

➤ 人気食品アクセスランキング

食品成分ランキング *Food Composition Ranking*

ビタミンK：含有量Top 5

順位	食品名	成分量 100gあたり µg
1	し好飲料類/＜茶類＞/（緑茶類）/玉露/茶	4000
2	し好飲料類/＜茶類＞/（緑茶類）/抹茶/茶	2900
3	藻類/あまのり/ほしのり	2600
4	藻類/わかめ/乾燥わかめ/板わかめ	1800
5	藻類/いわのり/素干し	1700

● 成分量の単位 µg は100万分の1グラムを表します

➤ 食品成分ランキング

［図1.12］食品成分データベーストップページ

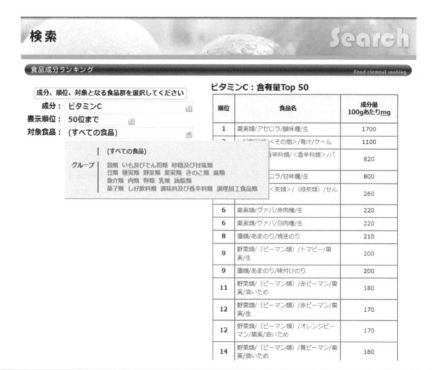

［図1.13］成分別ランキング検索を行った事例

16

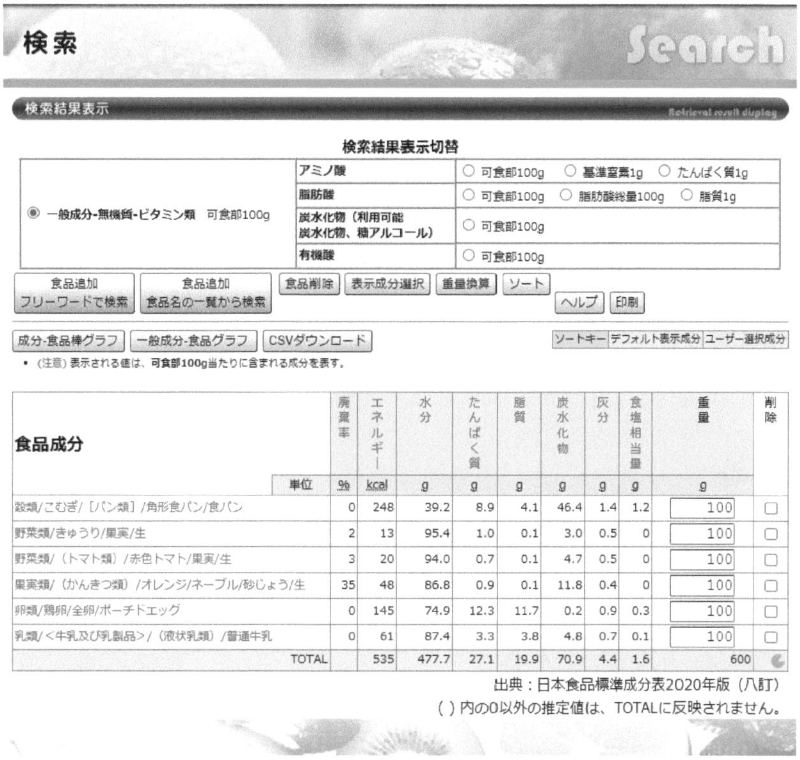

食品成分	廃棄率	エネルギー	水分	たんぱく質	脂質	炭水化物	灰分	食塩相当量	重量	削除
単位	%	kcal	g	g	g	g	g	g	g	
穀類/こむぎ/［パン類］/角形食パン/食パン	0	248	39.2	8.9	4.1	46.4	1.4	1.2	100	
野菜類/きゅうり/果実/生	2	13	95.4	1.0	0.1	3.0	0.5	0	100	
野菜類/（トマト類）/赤色トマト/果実/生	3	20	94.0	0.7	0.1	4.7	0.5	0	100	
果実類/（かんきつ類）/オレンジ/ネーブル/砂じょう/生	35	48	86.8	0.9	0.1	11.8	0.4	0	100	
卵類/鶏卵/全卵/ポーチドエッグ	0	145	74.9	12.3	11.7	0.2	0.9	0.3	100	
乳類/<牛乳及び乳製品>/（液状乳類）/普通牛乳	0	61	87.4	3.3	3.8	4.8	0.7	0.1	100	
TOTAL		535	477.7	27.1	19.9	70.9	4.4	1.6	600	

出典：日本食品標準成分表2020年版（八訂）
( ) 内の0以外の推定値は、TOTALに反映されません。

〔図1.14〕栄養計算を行った事例

1.5「成分表2020」のなかを見てみよう

成分表2020の目次から全体を見てみましょう。目次は全部で3章から構成されています。第1章には，食品成分表を理解するために必要な情報が詰まっています。

1. 食品の成分変動要因と標準的な成分値

第1章の1の2）性格（性格には事物に備わった固有の性質という意味もあります）には，食品の成分の変動要因を明確に記載しています。

- 原材料的食品は生物に由来します。そのため成分値は品種，成育（生育）環境などの種々の要因により変動します。
- 加工品は，原材料の配合割合，加工方法の相違などにより製品の成分値に幅があります。
- 調理食品は，調理方法により成分値に差異が生じます。

食品成分表では，これらの数値の変動要因を十分考慮しながら，分析値，文献値等をもとに「標準的な成分値」を定め，「1食品1標準成分値」を原則として収載しています。そのため，成分表の収載値は絶対値ではありません。その理由は前述した変動要因があるからです。また，標準成分値の意味は「国内において年間を通じて普通に摂取する場合の全国的な代表値を表すという概念に基づき求めた値」であると記載されています。普通の意味は，ごくありふれている，一般の，つまり品種で考えると，最もよく食べられている品種という意味です。希少な品種や加工食品を摂取した場合は，成分表の収載値と異なる可能性が高くなります。

2. 収載食品

食品成分表の食品群の掲載は，植物性食品，きのこ類，藻類，動物性食品，加工食品の順番です。

植物性食品
1 穀類，2 いも及びでん粉類，3 砂糖及び甘味類，4 豆類，5 種実類，6 野菜類，7 果実類
8 きのこ類
9 藻類
動物性食品
10 魚介類，11 肉類，12 卵類，13 乳類
加工食品
14 油脂類，15 菓子類，16 し好飲料類，17 調味料及び香辛料類，18 調理済み流通食品類

この並び方は，五訂成分表からの実施です。五訂成分表では，所属する食品群が四訂成分表から変わった食品もあります。たとえば，みそが豆類から調味料及び香辛料類になったことなどです。

3. 食品群別の収載食品

成分表2015，成分表2020および成分表増補2023の食品群別の収載食品数を**表1.3**に示します。成分表2020では，成分表2015に比べ最も増加率が大きい食品群は18群の調理済み流通食品類です。この食品群は，調理加工食品類から名称変更されました。成分表2020では，成分表2015で検討し，第3章に成分値が掲載されていた定番のそう菜を再検討し，18群に加えています。この食品群の主な食品は，食品会社が製造・販売する工業的な調理食品および配食サービス事業者が製造・販売する調理食品です。18群の食品数の増加は，家庭での食事の外部化が進んでいることを示すとともに，今後の成分表の改訂に伴う増加が予測されます。

［表**1.3**］食品群別収載食品数

食品群	成分表 2015	成分表 2020	増加率[1]（%）	増補 2023	増加食品数（増補2023－成分表2020）
1　穀類	159	205	129	208	3
2　いも及びでん粉類	62	70	113	70	0
3　砂糖及び甘味類	27	30	111	31	1
4　豆類	93	108	116	113	5
5　種実類	43	46	107	46	0
6　野菜類	362	401	111	413	12
7　果実類	174	183	105	185	2
8　きのこ類	49	55	112	56	1
9　藻類	53	57	108	58	1
10　魚介類	419	453	108	471	18
11　肉類	291	310	107	317	7
12　卵類	20	23	115	23	0
13　乳類	58	59	102	59	0
14　油脂類	31	34	110	34	0
15　菓子類	141	185	131	187	2
16　し好飲料類	58	61	105	64	3
17　調味料及び香辛料類	129	148	115	148	0
18　調理済み流通食品類[2]	22	50	227	55	5
合　計	2,191	2,478	113	2,538	60

＊1　成分表2020÷成分表2015×100
＊2　成分表2020より名称変更。成分表2015では調理加工食品類

　成分表2015，成分表2020および成分表増補2023をみると，最も収載食品が多い食品群は魚類です。成分表増補2023では，魚類は全収載食品の18.6％です。これは，日本が海に囲まれ多様な種類の魚介類を摂取してきたことが大きな要因です。また，四訂成分表から本格的に収載するようになった調理食品の加熱調理法が，野菜類では「ゆで」のみ，魚類は「焼き」および「水煮」の2種類だったことも要因です。魚介類は，地方名をもつものも多いため，備考欄や食品群別留意点にその名前をみることができます。魚類に次いで収載食品数が多い食品群は，成分表2015，成分表2020および成分表増補2023ともに野菜類で，16.2〜16.5％です。野菜類も魚類と同様に，地域の特産野菜や地方名をもつ食品があります。

4. 収載食品の名前（食品名）（表1.21 ❸）

　成分表の収載食品の名前は，学術名（学問で使う名称）または慣用名（習慣として世間に広く使われている名称）が採用されています。加工食品の名前は，一般に用いられている名称や食品規格基準（日本農林規格など）で定められている名称を勘案して採用されています。そのため，食品名だけをみるとわかりにくい食品があります。

　たとえば，食品名「うんしゅうみかん，じょうのう」と「うんしゅうみかん，ざじょう」は，何のことだと思いますか？　これは「みかん，薄皮もいっしょに食べる」食品と「みかん，粒々だけ食べる」食品という意味です。

　そこで成分表では，備考欄に広く用いられている別名を記載しています。食品名を見て，わからないときは備考欄も見てみましょう。そうすると食品に対する理解が深まります。また，利用する成分表の食品名は理解しやすい食品名（地方名など）に変更して使うこともおすすめします。なぜなら成分表はユーザーのための食品データベースだからです。

5. 食品番号と索引番号

(1) 食品番号（表1.21 ❶）

　食品番号は5桁です。これは五訂成分表で採用されました。はじめの2桁は食品群の番号，次の3桁が食品群内の収載順です（**図1.15**）。成分表2020でも五訂成分表の番号を基礎としています。成分表2010，成分表2015，成分表2020と，成分表の改訂に伴い新たに食品が追加されてきました。追加された食品は，改訂前の成分表の該当する食品群内の最後の番号の次の番号がつけられてきました。そのため成分表の食品は食品番号順になっていない場合があります。

(2) 索引番号（表1.21 ❷）

　成分表2020では，各食品には，食品番号に加え索引番号がついています。五訂成分表以降の成分表では，改訂に伴い新しい食品が追加されたため，食品番号は食品群内で順番に並ばなくなりました。そこで，食品の検索を容易にするために通し番号が索引番号としてつきました。成分表2020の索引番号は1～2,481です。ただし，成分表2020の収載食品は2,478食品です。これは，アミノ酸成分表2020年版だけに収載されている3食品（2,481食品−2,478食品）があるためです。成分表2020の索引番号に欠落があるわけではありません。

表1.21 ❶ ～ ❿ は 42～45 ページの食品成分表の例（にんじん）中の該当箇所に番号を記載しています。本文の内容と照らし合わせて確認してみましょう。

食品群の番号		食品群内の番号		

[図1.15] 食品番号

食品番号	索引番号	可食部100g当たり	
		食品名	廃棄率
		単位	%
06267	782	ほうれんそう葉 通年平均　生	10
06268	783	ほうれんそう葉 通年平均　ゆで	5
06359	784	ほうれんそう葉 通年平均 油いため	0

ほうれんそう（通年）で見てみましょう。食品群の番号は06（野菜）で，食品群内の番号は267，268，359。ゆで（268）の後の油いためは（269）ではないので，五訂成分表以降に収載された食品になります。
索引番号は順番に通し番号がついています。

廃棄率は10未満は整数，10以上は5の倍数です。

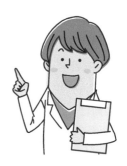

6. 収載成分項目の廃棄率（表1.21 ❹）

(1) 廃棄率と購入量の計算

　廃棄率（％）は，普通の食習慣で廃棄される部分を，食品全体あるいは購入形態に対する質量（重さ）の割合（％）で示しています（**式1**）。廃棄部位は備考欄に記載してあります。可食部は，食品全体あるいは購入形態から廃棄部位を除いたものです（**図1.16**）。

> 廃棄する部分の質量÷廃棄する部分を含む食品全体の質量×100＝廃棄率（％）
> ....[**式1**]

　廃棄率がわかると，準備する全体の質量（購入量）が計算できます（**式2**）。

> 準備する全体の質量＝（調理に使う質量×100）÷（100−廃棄率（％））……[**式2**]

　廃棄率の数値を献立作成に使うのは購入量の計算ですが，その際，次のような注意事項があります。

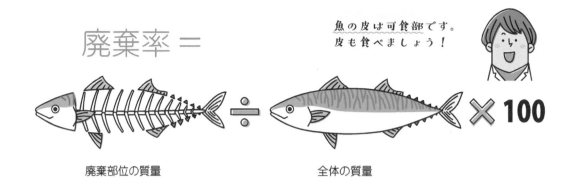

廃棄率 ＝

魚の皮は可食部です。
皮も食べましょう！

廃棄部位の質量 ÷ 全体の質量 × **100**

［図**1.16**］廃棄率イメージ図

（2）廃棄率を調査して，その値を使う

　成分表の廃棄率は，10％未満は整数，10％以上は5の倍数（10，15，20，……）です。たとえば，成分表2020の廃棄率15％は，廃棄率が13〜17％の食品です。廃棄率15％の値で食品を準備すると，ユーザーの実際の廃棄率が13や14％の場合は食材が余剰に，16〜17％の場合は不足してしまいます。成分表の廃棄率が10％以上の食品は，ユーザー（給食施設や各家庭）が廃棄率調査を行い，その値を使うことをおすすめします。調べた値を使うと，食費や食品ロスの低減化につながります。

成分表の廃棄率が10％以上
の食品は廃棄率調査をして，
その値を使いましょう！

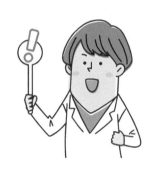

7. エネルギー（表1.21 ⑤）

　エネルギーはエネルギー産生成分にエネルギー換算係数を乗じて計算します。成分表2020では，成分表2015のエネルギー算出方法で用いていた，主要なエネルギー産生成分であるたんぱく質，脂質および炭水化物の選択する成分を変更し（**表1.4**），エネルギー換算係数を変更しました（**表1.5**）。

　これは成分表2020のエネルギー（以下，2020E）量を，FAO（Food and Agriculture Organization of the United Nations，国際連合食糧農業機関）報告書[13]やFAO/INFOODS（The International Network of Food Data Systems，食品データ・システムの国際ネットワーク）の指針[14]に基づき，できる限りFAO報告書が好ましいとする方法に基づく成分値やエネルギー換算係数を用いて算出することにしたためです。

　なお，アミノ酸組成によるたんぱく質，脂肪酸のトリアシルグリセロール当量，利用可能炭水化物（単糖当量）の成分値が未収載の食品は，それぞれたんぱく質，脂質，差引き

［表1.4］成分表2020と成分表2015のエネルギー産生成分

	成分表2020のエネルギー産生成分	成分表2015のエネルギー産生成分
たんぱく質	アミノ酸組成によるたんぱく質 アミノ酸を分析し「アミノ酸組成によるたんぱく質」を計算	たんぱく質 「窒素」×「窒素－たんぱく質換算係数」
脂質	脂肪酸のトリアシルグリセロール当量 脂肪酸を分析し「脂肪酸のトリアシルグリセロール当量」を計算	脂質 有機溶媒可溶性成分の総質量
炭水化物	利用可能炭水化物（単糖当量） 利用可能炭水化物を分離定量し「利用可能炭水化物（単糖当量）」を計算 食物繊維 食物繊維を分析 糖アルコール 糖アルコールを分析	炭水化物 差引き法による炭水化物を計算 100－（水分＋たんぱく質＋脂質＋灰分）
有機酸	有機酸	酢酸のみ
アルコール	アルコール	アルコール

オレンジ字は成分名

［表1.5］成分表2020のエネルギー換算係数

成分名	（kJ/g）	（kcal/g）
アミノ酸組成によるたんぱく質／たんぱく質	17	4
脂肪酸のトリアシルグリセロール当量／脂質	37	9
利用可能炭水化物（単糖当量）	16	3.75
差引き法による利用可能炭水化物	17	4
食物繊維総量	8	2
アルコール	29	7
糖アルコール		
ソルビトール	10.8	2.6
マンニトール	6.7	1.6
マルチトール	8.8	2.1
還元水あめ	12.6	3.0
その他の糖アルコール	10	2.4
有機酸		
酢酸	14.6	3.5
乳酸	15.1	3.6
クエン酸	10.3	2.5
リンゴ酸	10.0	2.4
その他の有機酸	13	3

法による利用可能炭水化物の成分値を用いてエネルギー計算を行っています。また，利用可能炭水化物（単糖当量）の成分値があっても，水分を除く一般成分等の合計値と100 gから水分を差引いた乾物値との比が一定の範囲に入らない食品（成分表2020：資料「エネルギーの計算方法」参照）は，利用可能炭水化物（単糖当量）に代えて，差引き法による利用可能炭水化物を用いてエネルギー計算をしています。

　糖アルコールおよび有機酸は，収載値が1 g以上の食品で，エネルギー換算係数を定めてある化合物についてはエネルギー計算を行っています。

（1）エネルギー換算係数

　成分表2020のエネルギー換算係数は全食品で成分別に共通した値（**表1.5**）で，換算係数はkcal用とkJ用があります。

　成分表2015のエネルギー換算係数は，四訂成分表の策定にあたり「日本人における利用エネルギー測定調査」[15〜19]を行い，日本人の食生活にとって主要な食品について独自のエネルギー換算係数を設定し，それ以外はFAOやAtwaterの換算係数を使っていました。そのため，成分表2015では各食品の成分別に値が示されてきました。このようなエネルギー換算係数を用いていたのは日本独自だったため，成分表2020では変更することとなりました。なお，成分表2015のエネルギー換算係数は成分表2020の第3章に収載されています。

　表1.5の糖アルコールのうち，ソルビトール，マンニトール，マルチトールおよび還元水あめならびに有機酸のうち，酢酸，乳酸，クエン酸およびリンゴ酸について，その他の糖アルコールあるいはその他の有機酸とは異なるエネルギー換算係数を用います。それはそれぞれの成分を1 g以上含む食品があるためです。また，これらの成分のエネルギー換算係数が小数点1桁なのは，整数に丸めた場合，糖アルコールでは，ソルビトールと還元水あめで，マンニトールとマルチトールで，kcal/g単位のエネルギー換算係数は同じ数値なのにkJ/g単位のエネルギー換算係数の数値が異なることがあるためです。また有機酸では，酢酸と乳酸で，kcal/g単位のエネルギー換算係数の数値は異なるのに，kJ/g単位のエネルギー換算係数が同じ数値になることがあるためです。そのことで，利用者がkcal/g単位とkJ/g単位の換算係数に齟齬があるのではないかと考えることを避けるためです。

（2）成分表2020のエネルギーは2020Eと2015Eを収載

　2020Eは，科学的な確からしさの向上をめざした値（摂取エネルギー量に近似した値）です。一方，2015Eはこれまでの栄養計算結果との比較ができる値です。

　表1.6に**表1.4**で示した成分表2020のエネルギー産生成分が成分表2020にどのように配置されているかを示しました。

　★は成分表2020エネルギー（2020E）とそれを計算したエネルギー産生成分，◻︎は成分表2015の方法によるエネルギー（2015E）の計算に用いるエネルギー産生成分，□は

[表1.6] 成分表2020のエネルギーとエネルギーに関する成分と水分

★エネルギー		水分	たんぱく質		脂質			炭水化物								■アルコール
			★アミノ酸組成によるたんぱく質	●たんぱく質	★脂肪酸のトリアシルグリセロール当量	コレステロール	●脂質	利用可能炭水化物			★食物繊維総量	★糖アルコール	●炭水化物	■有機酸		
								★利用可能炭水化物（単糖当量）	(★)利用可能炭水化物（質量計）	差引き法による利用可能炭水化物						
kJ	kcal	‥‥‥‥‥‥ g ‥‥‥‥‥‥				mg	(‥‥‥‥‥‥‥‥‥‥‥ g ‥‥‥‥‥‥‥‥‥‥‥)									(g)
ENERC	ENERC_KCAL	WATER	PROTCAA	PROT-	FATNLEA	CHOLE	FAT-	CHOAVLM	CHOAVL	CHOAVLDF-	FIB-	POLYL	CHOCDF-	OA		ALC

★成分表2020のエネルギー算出方法によるエネルギー値とそれを算出するためのエネルギー産生成分
●成分表2015のエネルギー算出方法によるエネルギー値の計算に用いるエネルギー産生成分
■成分表2020のエネルギー算出および成分表2015の方法によるエネルギー算出ともに用いるエネルギー産生成分

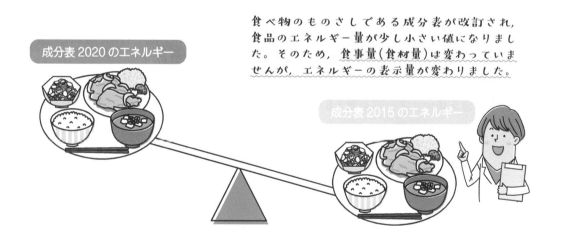

食べ物のものさしである成分表が改訂され，食品のエネルギー量が少し小さい値になりました。そのため，食事量（食材量）は変わっていませんが，エネルギーの表示量が変わりました。

成分表2020のエネルギー

成分表2015のエネルギー

[図1.17] 2020Eと2015Eの関係

2020Eでも2015Eでも共通して用いるエネルギー産生成分です。

　2015Eは成分表2020の第3章に収載されているので，これまでの栄養計算結果との継続性の視点で比較する場合に利用できます。両者のエネルギー量を比べると，ほとんどの食品は2020E＜2015E（**図1.17**）になっています。

［表1.7］成分表2020のエネルギー計算に用いる「たんぱく質」「脂質」「利用可能炭水化物」のエネルギー計算手順

たんぱく質

1. アミノ酸組成によるたんぱく質が収載→その値
2. アミノ酸組成によるたんぱく質が未収載（—）→たんぱく質の値

脂　質

1. 脂肪酸のトリアシルグリセロール当量が収載→その値
2. 脂肪酸のトリアシルグリセロール当量が未収載（—）→脂質の値

利用可能炭水化物

1. 利用可能炭水化物（単糖当量）が適切と判断された値→その値
2. 利用可能炭水化物（単糖当量）が適切でないと判断された値→差引き法による利用可能炭水化物
3. 利用可能炭水化物（単糖当量）が未収載（—）→差引き法による利用可能炭水化物

　表1.7に成分表2020のエネルギー量を計算する手順を示します。表内のたんぱく質および脂質の2.に該当する食品は，それぞれその成分の摂取量の寄与率が少ない食品などです。それぞれ約20％程度の食品が該当しています。

(3) 2020Eを計算したたんぱく質，脂質，利用可能炭水化物の摂取量の計算

　2020Eを計算したたんぱく質，脂質，利用可能炭水化物の摂取量の計算は，たんぱく質と脂質は表1.5で示したエネルギー計算に使った値を使います。文科省版の成分表では2列に数値がまたがっているので注意しましょう。1行に編集してあれば栄養計算がスムーズになります。

　利用可能炭水化物の摂取量についてはさらに注意が必要です。利用可能炭水化物（単糖当量）は質量ではありません。摂取量は質量なので，摂取量の計算には利用可能炭水化物（質量計）の値を使います。次の表1.8のように選択します。

　利用可能炭水化物の選択は，文科省版の成分表では3列を見て判断しなければならないのでかなり大変です。利用可能炭水化物も摂取量を計算する値として1行になっていれば栄養計算はスムーズです。

(4) 成分表2020で行うことができるエネルギーとエネルギー産生栄養素の計算

　成分表2020では，エネルギーとエネルギー産生栄養素は3種類の成分の組み合わせで実施できます。表1.9に2つの組み合わせとその特徴を記載しました。

　1.および3.の方法は文科省版の成分表では作業に手間がかかります。一方，2.の方法は文科省版の成分表でスムーズに実施できます。

　栄養計算結果には，どのエネルギーかどの成分かを明記する必要があり，数値をみるときにも確認する必要があります。

［表1.8］成分表2020の摂取量の計算に用いる「利用可能炭水化物」

1. 利用可能炭水化物（単糖当量）が適切と判断された値→利用可能炭水化物（質量計）
2. 利用可能炭水化物（単糖当量）が適切でないと判断された値→差引き法による利用可能炭水化物
3. 利用可能炭水化物（単糖当量）が（—）→差引き法による利用可能炭水化物

［表1.9］成分表2020を使うエネルギーとエネルギー産生成分（たんぱく質，脂質，炭水化物）の組み合わせ

1. 成分表2020の方法によるエネルギーとその計算に用いた成分
★両者とも，最も確からしい値
★成分表2015の計算結果と比較できない値

2. 成分表2020の方法によるエネルギーと成分表2015の方法によるエネルギーの計算に用いた成分
★エネルギーは最も確からしい値
★エネルギー産生成分は成分表2015の計算結果と比較できる

3. 成分表2015の方法によるエネルギーとその計算に用いた成分
★成分表2015と同じ方法による値
★両者とも成分表2015の計算結果と比較できる値

（5）飽和脂肪酸，n-3系不飽和脂肪酸，n-6系不飽和脂肪酸

　成分表2020では，これらの脂肪酸の収載はありません。そのため，食事摂取基準と比較するためには，脂肪酸成分表2020の値を利用します。

（6）栄養計算を行うための表頭（エネルギーとエネルギー産生成分）ユーザーのためのエネルギーとエネルギー産生栄養素の編集

　表1.10は表1.9で示した3種類のエネルギーとエネルギー産生栄養素の計算がスムーズにできるように編集した表です。

　★は2020Eとその成分セット，◯は2015Eとその成分セット，□は2020Eおよび2015Eのどちらにも用いる成分です。表1.7および表1.8に従いすべての成分項目に数値が入っています。さらに食事摂取基準と比較するために脂肪酸類も収載します。このような成分表や栄養計算ソフトの編集が期待されます。

　女子栄養大学出版部『八訂　食品成分表2023』は成分項目の収載順は異なっていますが，表1.10に対応しています（図1.18）。

女子栄養大学出版部の『食品成分表』内の「利用可能炭水化物」の収載値は栄養計算用の炭水化物の値がすでに入っています。「利用可能炭水化物（単糖当量）」「利用可能炭水化物（質量計）」「差引き法による利用可能炭水化物」からいずれの値を「利用可能炭水化物」として使用するのか迷ったり確認したいとき参考にするとよいでしょう。

[表1.10] 栄養計算を行うための表頭（エネルギーとエネルギー産生成分）

★2020エネルギー	●2015エネルギー	水分	たんぱく質		脂質						炭水化物				■有機酸	■アルコール
			★アミノ酸組成によるたんぱく質	●たんぱく質	★脂肪酸のトリアシルグリセロール当量	コレステロール	●脂質	飽和脂肪酸	n-3系脂肪酸	n-6系脂肪酸	★利用可能炭水化物（質量計）	★食物繊維総量	★糖アルコール	●炭水化物		
kJ	kcal	……………… g ………………			mg	（……………………………… g ……………………………）										

★成分表2020のエネルギー算出方法によるエネルギー値とそれを算出するためのエネルギー産生成分
●成分表2015のエネルギー算出方法によるエネルギー値とそれを算出するためのエネルギー産生成分
■成分表2020のエネルギー算出および成分表2015の方法によるエネルギー算出ともに用いるエネルギー産生成分

エネルギー		水分	たんぱく質	脂質					コレステロール	炭水化物				有機酸	七訂（2015年版）のエネルギーの算出方法に基づく成分（参考）			
			アミノ酸組成によるたんぱく質	脂肪酸のトリアシルグリセロール当量	脂肪酸					利用可能炭水化物	糖類*	食物繊維総量	糖アルコール		エネルギー	たんぱく質	脂質	炭水化物
					飽和脂肪酸	n-3系多価不飽和脂肪酸	n-6系多価不飽和脂肪酸											
kJ	kcal	g	g	g	g	g	g	mg		g	g	g	g	g	kcal	g	g	g

[図1.18] 女子栄養大学出版部『八訂 食品成分表2023』の表頭（エネルギーに関する部分）

8. 食物繊維（表1.21❻）

　成分表2015の食物繊維は，プロスキー変法（AOAC985.29法を基礎とする分析法）により「不溶性食物繊維」と「水溶性食物繊維」を定量し，合計を「食物繊維総量」として収載していました。成分表2020は，一部の食品についてプロスキー変法では定量されない「オリゴ糖などの低分子量水溶性食物繊維」および「難消化性でん粉」を含めて定量し，それらを合計したものを食物繊維総量とするAOAC.2011.25法を導入しました。同じ食品を，後者の方法で分析すると高い値になります。炭水化物成分表2020の食物繊維成分表をみると両者の分析結果を比較することができます。

　成分表2020では，エネルギー産生成分として「食物繊維総量」のみを収載しています。この値はAOAC.2011.25法の値があればその値を，未測定の食品はプロスキー変法の値を収載しています。備考欄をみるとAOAC.2011.25法で分析した食品についてのみ分析法が記載されています。

成分表2020の食物繊維の課題

米および飯（<ruby>めし<rt>めし</rt></ruby>）の食物繊維の収載値と対応案（推計値）を**表1.11**に示します。

「水稲めし　精白米　うるち」の食物繊維総量はAOAC.2011.25法の値1.5 g/100 g（★）で，成分表2015のプロスキー変法の値（**表1.12**：0.3 g）の5倍量になっています。玄米，半つき米，七分つき米の飯はプロスキー変法の値，赤米飯，黒米飯はAOAC.2011.25法の値です。赤米および黒米は玄米の表皮に色素を含む米なので，玄米の飯のAOAC.2011.25法による食物繊維は，赤米および黒米の飯の値と同様と推定できます。

また，半つき米，七分つき米，はいが精米の米はプロスキー変法の食物繊維は，いずれも精白うるち米よりも高い値，精白もち米は精白うるち米と同じ値（0.5 g/100 g）です。そこで，精白もち米飯以外のこれらの飯の食物繊維は精白うるち米飯以上と推定でき，もち米は同量と推定できるので，これらのご飯の食物繊維は精白うるち米飯の値を用いることをおすすめします。もしくはプロスキー変法の玄米飯，半つき米飯，七分つき飯，精白うるち米飯の食物繊維量の差比率を，AOAC.2011.25法の玄米飯（赤米飯と黒米飯の平均値）と精白うるち米飯の差を用いて，半つき米飯および七分つき飯の値を算出（推計）する方法もあります（**表1.12**）。

9. 無機質（表1.21 ❼）

成分表2020の無機質は，ヒトにおいて必須性が認められた無機質です（**表1.13**）。日本人の食事摂取基準2020年版[20]に設定されている成分はすべて収載されています。成人の1日の摂取量がおおむね100 mg以上となる無機質はナトリウム，カリウム，カルシウム，マグネシウム，リン，100 mgに満たない無機質は鉄，亜鉛，銅，マンガン，ヨウ素，セ

[**表1.11**] **米と飯の食物繊維**（赤字はAOAC.2011.25法，黒字はプロスキー変法）**収載値と栄養計算のための推計値**

成分表2020の収載値			栄養計算のための推計値（青字）	
	米	飯		飯
玄米	3.0	1.4	玄米	3.4
半つき米	1.4	0.8	半つき米	1.5
七分つき米	0.9	0.5	七分つき米	1.5
精白うるち米	0.5	1.5★	精白うるち米	1.5
精白もち米	0.5	0.4	精白もち米	1.5
はいが精米	1.3	0.8	はいが精米	1.5
赤米	6.5	3.4	赤米	3.4
黒米	5.6	3.3	黒米	3.3

レン，クロム，モリブデンです。分析方法の概要は成分表2020第1章に，詳細は『日本食品標準成分表2020 年版（八訂）分析マニュアル[21]』（以下，分析マニュアル），およびそれを解説した『日本食品標準成分表2020年版（八訂）分析マニュアル・解説[22]』（以下，分析マニュアル解説）に記載されています。

表1.14に無機質の主なはたらきを記載します。

［表1.12］ 飯の食物繊維（赤字はAOAC.2011.25法，青字は推計値）

	AOAC.2011.25法の値	プロスキー変法
玄米	3.4	1.4
半つき米	2.4	0.8
七分つき米	1.8	0.5
精白うるち米	1.5	0.3
精白もち米	1.7	0.4
はいが精米	2.4	0.8
赤米	3.4	—
黒米	3.3	—

［表1.13］ 成分表2020に収載されている無機質と単位

ナトリウム	カリウム	カルシウム	マグネシウム	リン	鉄	亜鉛	銅	マンガン	ヨウ素	セレン	クロム	モリブデン
mg									μg			

［表1.14］ 無機質の主なはたらき（成分表2020から作表）

ナトリウム（Sodium）

細胞外液の浸透圧維持，糖の吸収，神経や筋肉細胞の活動などに関与するとともに，骨の構成要素として骨格の維持に貢献。一般に，欠乏により疲労感，低血圧などが，過剰により浮腫（むくみ），高血圧などが起こることがそれぞれ知られている。なお，腎機能低下により摂取の制限が必要となる場合がある。

カリウム（Potassium）

細胞内の浸透圧維持，細胞の活性維持などを担っている。食塩の過剰摂取や老化によりカリウムが失われ，細胞の活性が低下することが知られている。必要以上に摂取したカリウムは，通常迅速に排泄されるが，腎機能低下によりカリウム排泄能力が低下すると，摂取の制限が必要になる。

カルシウム（Calcium）

骨の主要構成要素のひとつであり，ほとんどが骨歯牙組織に存在している。細胞内には微量しか存在しないが，細胞の多くのはたらきや活性化に必須の成分。また，カルシウムは，血液の凝固に関与しており，血漿（けっしょう）中の濃度は一定に保たれている。成長期にカルシウムが不足すると成長が抑制され，成長後不足すると骨がもろくなる。

マグネシウム（Magnesium）

骨の弾性維持，細胞のカリウム濃度調節，細胞核の形態維持に関与するとともに，細胞がエネルギーを蓄積，消費するときに必須の成分である。多くの生活習慣病やアルコール中毒の際に細胞内マグネシウムの低下がみられ，腎機能が低下すると高マグネシウム血症となる場合がある。

リン（Phosphorus）

カルシウムとともに骨の主要構成要素であり，リン脂質の構成成分としても重要。また，高エネルギーリン酸化合物として生体のエネルギー代謝にも深くかかわっている。腎機能低下により摂取の制限が必要となる場合がある。

鉄（Iron）

酸素と二酸化炭素を運搬するヘモグロビンの構成成分として赤血球に偏在。また，筋肉中のミオグロビンおよび細胞のシトクロムの構成要素としても重要。鉄の不足は貧血や組織の活性低下を起こし，鉄剤の過剰投与により組織に鉄が沈着すること（血色素症，ヘモシデリン沈着症）もある。

亜鉛（Zinc）

核酸やたんぱく質の合成に関与する酵素をはじめ，多くの酵素の構成成分として，また，血糖調節ホルモンであるインスリンの構成成分などとして重要。欠乏により小児では成長障害，皮膚炎が起こるが，成人でも皮膚，粘膜，血球，肝臓などの再生不良や味覚，嗅覚障害が起こるとともに免疫たんぱくの合成能が低下。

銅（Copper）

アドレナリンなどのカテコールアミン代謝酵素の構成要素として重要。遺伝的に欠乏を起こすメンケス病，過剰障害を起こすウイルソン病が知られている。

マンガン（Manganese）

ピルビン酸カルボキシラーゼなどの構成要素としても重要。また，マグネシウムが関与するさまざまな酵素の反応にマンガンも作用。マンガンは植物には多く存在するが，ヒトや動物に存在する量はわずかである。

ヨウ素（Iodine）

甲状腺ホルモンの構成要素。欠乏すると甲状腺刺激ホルモンの分泌が亢進し，甲状腺腫を起こす。

セレン（Selenium）

グルタチオンペルオキシダーゼ，ヨードチロニン脱ヨウ素酵素の構成要素。土壌中のセレン濃度が極めて低い地域ではセレン欠乏が主因と考えられる症状がみられ，心筋障害（克山病）が起こることが知られている。

クロム（Chromium）

糖代謝，コレステロール代謝，結合組織代謝，たんぱく質代謝に関与。長期間にわたり完全静脈栄養（中心静脈栄養ともいう）を行った場合に欠乏症がみられ，耐糖能低下，体重減少，末梢神経障害などが起こることが知られている。

モリブデン（Molybdenum）

酸化還元酵素の補助因子として働く。長期間にわたり完全静脈栄養を施行した場合に欠乏症がみられ，頻脈，多呼吸，夜盲症などが起こることが知られている。

10. 食塩相当量（表1.21❽）

　食塩相当量は，成分表2020のナトリウム量に「2.54」を乗じて算出した値です。食品のナトリウム量は，食塩に由来するナトリウムだけではなく，原材料となる生物に含まれるナトリウムイオン，グルタミン酸ナトリウム，アスコルビン酸ナトリウム，リン酸ナトリウム，炭酸水素ナトリウムなどに由来するナトリウムも含まれています。

　ナトリウム量に乗じる2.54は，食塩（NaCl）を構成するナトリウム（Na）の原子量（22.989770）と塩素（Cl）の原子量（35.453）から算出したものです（次式）。

$$\text{NaClの式量／Naの原子量} = (22.989770 + 35.453)／22.989770 = 2.54$$

11. ビタミン（表1.21❾）

　成分表2020では，脂溶性ビタミンは，ビタミンA（レチノール，α-およびβ-カロテン，β-クリプトキサンチン，β-カロテン当量およびレチノール活性当量），ビタミンD，ビタミンE（α-, β-, γ-およびδ-トコフェロール）およびビタミンKを収載しています（**表1.15**赤字）。水溶性ビタミンは，ビタミンB_1，ビタミンB_2，ナイアシン，ナイアシン当量，ビタミンB_6，ビタミンB_{12}，葉酸，パントテン酸，ビオチンおよびビタミンCを収載しています（**表1.15**青字）。無機質と同様に日本人の食事摂取基準2020年版に設定されている成分が収載されています。分析方法の概要は，成分表2020第1章に，詳細は分析マニュアル，および分析マニュアル解説に記載されています。

[表1.15] **成分表2020に収載されているビタミンと単位**（赤字：脂溶性, 青字：水溶性）

ビタミン						ビタミンD	ビタミンE				ビタミンK	ビタミンB_1	ビタミンB_2	ナイアシン	ナイアシン当量	ビタミンB_6	ビタミンB_{12}	葉酸	パントテン酸	ビオチン	ビタミンC
ビタミンA																					
レチノール	α-カロテン	β-カロテン	β-クリプトキサンチン	β-カロテン当量	レチノール活性当量		α-トコフェロール	β-トコフェロール	γ-トコフェロール	δ-トコフェロール											
……………… µg ………………						……… mg ………	……… mg ………				µg	（……… mg ………）				… µg …		mg	µg	mg	

（1）脂溶性ビタミン

① ビタミンA（Vitamin A）

レチノール（Retinol）：レチノールは主に動物性食品に含まれます。成分値は，異性体の分離を行わず全トランスレチノール相当量を求め，レチノールとして収載しています。

α-カロテン，β-カロテンおよびβ-クリプトキサンチン（α-Carotene，β-Carotene and β-Cryptoxanthin）：α-カロテン，β-カロテンおよびβ-クリプトキサンチンは，レチノールと同様の活性をもつプロビタミンA（体内でビタミンAに転換される物質の総称）です。カロテノイド色素群に属し，主に植物性食品に含まれます。

　成分表2020では，原則としてβ-カロテンとともにα-カロテンおよびβ-クリプトキサンチンを測定し，後述の式にしたがってβ-カロテン当量を算出しています。五訂成分表ではβ-カロテン当量をカロテンと記載していましたが，五訂増補成分表から，そのままβ-カロテン当量と表示し，五訂成分表では収載していなかったα-カロテン，β-カロテンおよびβ-クリプトキサンチンの各成分値についても収載しています。一部の食品では四訂成分表の成分値を用いたものがあり，これらについてはα-カロテン，β-カロテンおよびβ-クリプトキサンチンを分別定量していないので，これらの成分項目の成分値は収載していません。

β-カロテン当量（β-Carotene equivalents）

$$\beta\text{-カロテン当量（µg）} = \beta\text{-カロテン（µg）} + 1/2\,\alpha\text{-カロテン（µg）} + 1/2\,\beta\text{-クリプトキサンチン（µg）}$$

レチノール活性当量（Retinol activity equivalents：RAE）

$$\text{レチノール活性当量（µg）} = \text{レチノール（µg）} + 1/12\,\beta\text{-カロテン当量（µg）}$$

　β-カロテン当量およびレチノール活性当量は，各成分の分析値の四捨五入前の数値から算出しています。したがって，成分表の収載値から算出した値と一致しない場合があります。

② ビタミンD（Vitamin D）

ビタミンD（カルシフェロール）はきのこ類に含まれるビタミンD_2（エルゴカルシフェロール）と動物性食品に含まれるD_3（コレカルシフェロール）があります。両者の分子量はほぼ等しく，ヒトに対してほぼ同等の生理活性を示すとされていますが，ビタミンD_3のほうがビタミンD_2より生理活性は大きいとの報告もあります。なお，プロビタミンD_2（エルゴステロール）とプロビタミンD_3（7-デヒドロコレステロール）は，紫外線照射によりビタミンDに変換されますが，小腸での変換は行われません。

③ ビタミンE（Vitamin E）

食品に含まれるビタミンEは，主にα-，β-，γ-およびδ-トコフェロール（α-，β-，γ-and δ-Tocopherol）の4種です。五訂増補成分表からビタミンEとしてトコフェロールの成分値を示すこととしています。α-，β-，γ-およびδ-ト

［表1.16］成分表2020の脂溶性ビタミンの主なはたらき

ビタミンA（Vitamin A）
レチノール（Retinol） 生理作用は視覚の正常化，成長および生殖作用，感染予防など。欠乏により生殖不能，免疫力の低下，夜盲症，眼球乾燥症，成長停止などが，過剰により頭痛，吐き気，骨や皮膚の変化などが起こることがそれぞれ知られている。
α-カロテン，β-カロテンおよびβ-クリプトキサンチン （α-Carotene，β-Carotene and β-Cryptoxanthin）
レチノールと同様の活性を有するプロビタミンAである。これらの成分はプロビタミンAとしての作用のほかに抗酸化作用，抗発がん作用および免疫賦活作用が知られている。
ビタミンD（Vitamin D）
カルシウムの吸収・利用，骨の石灰化などに関与。欠乏により小児のくる病，成人の骨軟化症などが起こることが知られている。
ビタミンE（Vitamin E）
脂質の過酸化の阻止，細胞壁および生体膜の機能維持に関与している。欠乏により神経機能低下，筋無力症，不妊などが起こることが知られている。
ビタミンK（Vitamin K）
血液凝固促進，骨の形成などに関与している。欠乏により新生児頭蓋内出血症などが起こることが知られている。

コフェロールを収載しています。なお，食事摂取基準のビタミンEと比較する場合は α-トコフェノールの値を使います。

④ **ビタミンK（Vitamin K）**：ビタミンKには，K_1（フィロキノン）とK_2（メナキノン類）があり，両者の生理活性はほぼ同等です。成分値は原則としてビタミンK_1とK_2（メナキノン-4）の合計です。ただし，糸引き納豆（食品番号04046），挽きわり納豆（同04047），五斗納豆（同04048），寺納豆（同04049），金山寺みそ（同04061）およびひしおみそ（同04062）ではメナキノン-7を多量に含むため，メナキノン-7含量に分子量の比（メナキノン-4の分子量/メナキノン-7の分子量：444.7/649.0）を乗じ，メナキノン-4換算値としたのち，ビタミンK含量に合算しています。

⑤ **脂溶性ビタミンの主なはたらき**：成分表2020の脂溶性ビタミンの主なはたらを**表1.16**に示します。

（2）水溶性ビタミン

① **ビタミンB_1（Thiamin）**：ビタミンB_1（チアミン）は，チアミン塩酸塩相当量で示しています。

② **ビタミンB_2（Riboflavin）**：ビタミンB_2（リボフラビン）は，リボフラビンの質量で示しています。

③ **ナイアシン（Niacin）**：ナイアシンは，生体中に最も多量に存在するビタミンです。成分値はニコチン酸相当量で示しています。

④ **ナイアシン当量（Niacin equivalents）**：ナイアシンは食品からの摂取以外に生体内でトリプトファンから一部生合成され，トリプトファンの活性はナイアシンの1/60とされています。次式によりその値をナイアシンに加えナイアシン当量とし収載しています。

$$ナイアシン当量（mgNE）＝ナイアシン（mg）＋1/60トリプトファン（mg）$$

なお，トリプトファン量が未収載の食品では，ナイアシン当量は，たんぱく質の1%をトリプトファンとみなし，次式により算出しています。

$$ナイアシン当量（mgNE）＝ナイアシン（mg）＋たんぱく質（g）×1,000（mg/g）$$
$$×1/100×1/60$$

食事摂取基準のナイアシンと比較する場合は，この値を使います。

⑤ **ビタミンB$_6$（Vitamin B$_6$）**：ビタミンB$_6$は，ピリドキシン，ピリドキサール，ピリドキサミンなど，同様の作用をもつ10種以上の化合物の総称です。成分値はピリドキシン相当量で示しています。

⑥ **ビタミンB$_{12}$（Vitamin B$_{12}$）**：ビタミンB$_{12}$は，シアノコバラミン，メチルコバラミン，アデノシルコバラミン，ヒドロキソコバラミンなど，同様の作用をもつ化合物の総称です。成分値はシアノコバラミン相当量で示しています。

⑦ **葉酸（Folate）**：葉酸は，細胞の分化の盛んな胎児に重要な栄養成分です。収載値は葉酸の質量で示しています。

食事摂取基準2020年版では，妊娠を計画している女性，妊娠の可能性がある女性および妊娠初期の妊婦は，胎児の神経管閉鎖障害のリスク低減のため，通常の食品以外の食品に含まれる葉酸（狭義の葉酸：サプリメントや食品中に強化される葉酸）を400 μg/日摂取することが望まれる，としています。

⑧ **パントテン酸（Pantothenic acid）**：パントテン酸は，パントテン酸の質量で示しています。

⑨ **ビオチン（Biotin）**：ビオチンは，ビオチンの質量で示しています。

⑩ **ビタミンC（Ascorbic acid）**：食品中のビタミンCは，L-アスコルビン酸（還元型）とL-デヒドロアスコルビン酸（酸化型）として存在しています。その効力値については，科学技術庁資源調査会からの問合せに対する日本ビタミン学会ビタミンC研究委員会の見解（昭和51年2月）に基づき同等とみなされるので，成分値は両者の合計で示しています。

⑪ **水溶性ビタミンの主要なはたらき**：成分表2020の水溶性ビタミンの主なはたらきを**表1.17**に示します。

ビタミンB₁（Thiamin）

各種酵素の補酵素として糖質および分岐鎖アミノ酸の代謝に不可欠。欠乏により倦怠感，食欲不振，浮腫等を伴う脚気，ウエルニッケ脳症，コルサコフ症候群などが起こることが知られている。

ビタミンB₂（Riboflavin）

フラビン酵素の補酵素の構成成分として，ほとんどの栄養素の代謝に関与。欠乏により口内炎，眼球炎，脂漏性皮膚炎，成長障害などが起こることが知られている。

ナイアシン（Niacin）

体内で同じ作用をもつニコチン酸，ニコチン酸アミドなどの総称であり，酸化還元酵素の補酵素の構成成分として重要である。欠乏により皮膚炎，下痢，精神神経障害を伴うペラグラ，成長障害などが起こることが知られている。

ビタミンB₆（Vitamin B₆）

アミノトランスフェラーゼ，デカルボキシラーゼなどの補酵素として，アミノ酸，脂質の代謝，神経伝達物質の生成などに関与。欠乏により，皮膚炎，動脈硬化性血管障害，食欲不振などが起こることが知られている。

ビタミンB₁₂（Vitamin B₁₂）

生理作用はアミノ酸，奇数鎖脂肪酸，核酸などの代謝に関与する酵素の補酵素として重要。神経機能の正常化およびヘモグロビン合成にも関与。欠乏により悪性貧血，神経障害などが起こることが知られている。

葉酸（Folate）

補酵素として，プリンヌクレオチドの生合成，ピリジンヌクレオチドの代謝に関与。アミノ酸，たんぱく質の代謝においてビタミンB₁₂とともにメチオニンの生成，セリン-グリシン転換系などにも関与。特に細胞の分化の盛んな胎児にとっては重要な栄養成分。欠乏により巨赤芽球性貧血，舌炎，二分脊柱を含む精神神経異常などが起こることが知られている。

パントテン酸（Pantothenic acid）

補酵素であるコエンザイムAおよびアシルキャリアータンパク質の構成成分であり，糖，脂肪酸の代謝における酵素反応に広く関与。欠乏により皮膚炎，副腎障害，末梢神経障害，抗体産生障害，成長阻害などが起こることが知られてる。

ビオチン（Biotin）

カルボキシラーゼの補酵素として，炭素固定反応や炭素転移反応に関与。長期間にわたり生卵白を多量に摂取した場合に欠乏症がみられ，脱毛や発疹等の皮膚障害，舌炎，結膜炎，食欲不振，筋緊張低下などが起こる。

ビタミンC（Ascorbic acid）

生体内の各種の物質代謝，特に酸化還元反応に関与。コラーゲンの生成と保持作用を有する。さらに，チロシン代謝と関連したカテコールアミンの生成や脂質代謝にも密接に関与している。欠乏により壊血病などが起こることが知られている。

12. 備考欄（表1.21 ⑩）

備考欄は，成分表の食品名や収載値の情報を補足する情報が記載されています。主なものは次のとおりです。

① 食品の別名，性状，廃棄部位あるいは加工食品の材料名，主原材料の配合割合，添加物など

② 硝酸イオン（Nitrate ion），カフェイン（Caffeine），ポリフェノール（Polyphenol），

タンニン（Tannin），テオブロミン（Theobromine），しょ糖（Sugar），調理油（Cooking oil）などの含量。

これらの成分の分析法は，成分表2020の第1章，詳細は分析マニュアル，および分析マニュアル解説に記載されています。なお，備考欄に記載されているしょ糖は文献値です。

13. 成分識別子（Component identifier）

原則として，FAO/INFOODSの成分識別子「Tagname」を各成分項目に付しています。成分識別子の末尾に「-」が付いたものについては，Tagnameに準じて成分表2020で決めたものです（**表1.18**）。

［表1.18］成分表2020の成分識別子

廃棄率			REFUSE
エネルギー			ENERC
			ENERC_KCAL
水分			WATER
たんぱく質	アミノ酸組成によるたんぱく質		PROTCAA
	たんぱく質		PROT-
脂質	脂肪酸のトリアシルグリセロール当量		FATNLEA
	コレステロール		CHOLE
	脂質		FAT-
炭水化物	利用可能炭水化物	利用可能炭水化物（単糖当量）	CHOAVLM
		利用可能炭水化物（質量計）	CHOAVL
		差引き法による利用可能炭水化物	CHOAVLDF-
	食物繊維総量		FIB-
	糖アルコール		POLYL
	炭水化物		CHOCDF-
有機酸			OA
灰分			ASH
無機質	ナトリウム		NA
	カリウム		K
	カルシウム		CA
	マグネシウム		MG
	リン		P
	鉄		FE
	亜鉛		ZN

（つづく）

無機質	銅		CU
	マンガン		MN
	ヨウ素		ID
	セレン		SE
	クロム		CR
	モリブデン		MO
ビタミン	ビタミンA	レチノール活性当量	VITA_RAE
		β-カロテン当量	CARTBEQ
		α-カロテン	CARTA
		β-カロテン	CARTB
		β-クリプトキサンチン	CRYPXB
		レチノール	RETOL
	ビタミンD		VITD
	ビタミンE	α-トコフェロール	TOCPHA
		β-トコフェロール	TOCPHB
		γ-トコフェロール	TOCPHG
		δ-トコフェロール	TOCPHD
	ビタミンK		VITK
	ビタミンB$_1$		THIA
	ビタミンB$_2$		RIBF
	ナイアシン		NIA
	ナイアシン当量		NE
	ビタミンB$_6$		VITB6A
	ビタミンB$_{12}$		VITB12
	葉酸		FOL
	パントテン酸		PANTAC
	ビオチン		BIOT
	ビタミンC		VITC
アルコール			ALC
食塩相当量			NACL. EQ

14. 数値の表示方法

　成分値の表示は，すべて可食部100 g当たりの値で，廃棄率は含まれません。**表1.19**に一般成分，**表1.20**に無機質，ビタミン，その他の成分についての数値の表示方法を示します（1 g＝1,000 mg，1 mg＝1,000 µg）。

［表1.19］ 一般成分の数値の表示方法

項目	単位	最小表示の位	数値の丸め方
廃棄率	%	一の位	10未満は少数第一位を四捨五入。10以上は元の数値を2倍し，10の単位に四捨五入で丸め，その結果を2で除する。
エネルギー	kJ	一の位	少数第一位を四捨五入。
	kcal		
水分	g	小数第一位	小数第二位を四捨五入。
たんぱく質　アミノ酸組成によるたんぱく質			
たんぱく質			
脂質　トリアシルグリセロール当量			
脂質			
炭水化物　利用可能炭水化物（単糖当量）　利用可能炭水化物（質量計）　差引き法による利用可能炭水化物			
食物繊維総量			
糖アルコール			
炭水化物			
有機酸			
灰分			

［表1.20］ 無機質，ビタミン，その他の数値の表示方法

項目		単位	最小表示の位	数値の丸め方
無機質	ナトリウム	mg	一の位	整数表示では，大きい位から3桁目を四捨五入して有効数字2桁。ただし，10未満は小数第一位を四捨五入。小数表示では，最小表示の位の1つ下の位を四捨五入。
	カリウム			
	カルシウム			
	マグネシウム			
	リン			
	鉄	mg	小数第一位	
	亜鉛			
	銅		小数第二位	
	マンガン			
	ヨウ素	μg	一の位	
	セレン			
	クロム			
	モリブデン			

（つづく）

項目			単位	最小表示の位	数値の丸め方等
無機質	ビタミンA	レチノール活性当量	μg	一の位	整数表示では，大きい位から3桁目を四捨五入して有効数字2桁。ただし，10未満は小数第一位を四捨五入。小数表示では，最小表示の位の1つ下の位を四捨五入。
		β-カロテン当量			
		α-カロテン			
		β-カロテン			
		β-クリプトキサンチン			
		レチノール			
	ビタミンD			小数第一位	
	ビタミンE	α-トコフェロール	mg	小数第一位	
		β-トコフェロール			
		γ-トコフェロール			
		δ-トコフェロール			
	ビタミンK		μg	一の位	
	ビタミンB₁		mg	小数第二位	
	ビタミンB₂			小数第二位	
	ナイアシン		mg	小数第一位	
	ナイアシン当量			小数第一位	
	ビタミンB₆			小数第二位	
	ビタミンB₁₂		μg	小数第一位	
	葉酸			一の位	
	パントテン酸		mg	小数第二位	
	ビオチン		μg	小数第一位	
	ビタミンC		mg	一の位	
アルコール			g	小数第一位	少数第二位を四捨五入。
食塩相当量			g	小数第一位	少数第二位を四捨五入。
備考欄			g	小数第一位	少数第二位を四捨五入。

15. 食品成分表中の記号と（　）付の数値の意味

（1）「-」「0」「Tr」の意味

「-」：未測定であることを示しています。0ではありません。

「0」：検出されなかったことを示しています。さらに，原則として，最小記載量の1/10未満も「0」と示しています。ヨウ素，セレン，クロム，モリブデンおよびビオチンは3/10未満のものも「0」と示しています。

　食塩相当量の「0」はナトリウムからの算出値が最小記載量（0.1 g）の5/10未満であることを示しています。

「Tr（トレース＝微量）」：最小記載量の1/10以上含まれ，5/10未満であることを示しています。ただし，ヨウ素，セレン，クロム，モリブデンおよびビオチンは3/10以上です。

（2）「（0）」「（Tr）」の意味

「（0）」：文献等により成分委員会が0と推定した値です。

「（Tr）」：文献により成分委員会がTrと推定した値です。

（3）「（数値）」の意味

　「（数値）」は，諸外国の成分表などの文献や食品の配合割合，類似食品等の収載値をもとに成分委員会が推計した値です。栄養計算する場合は「（数値）」も他の数値と同様に利用することができます。

16.「質量（mass）」と「重量（weight）」

　国際単位系（SI）では，単位記号にgを用いる基本量は「質量（mass）」です。「重量」は力（force）と同じ性質の量を示します。「重量」は質量と重力加速度の積を意味します。そこで，成分表2020では，重さを「重量」から「質量」に変更しました。したがって，調理前後の質量の増減についても調理による質量の変化なので正しくは質量変化になりますが，食品成分表2015年版の「重量変化率」という文言が定着しているので，「質量変化率」とはせず「重量変化率」のままです。

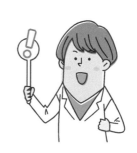

重さの表現は「重量」から「質量」になりました。ただし，「重量変化率」はそのままになるので注意しましょう！

次の42〜45ページに1.5節の内容をにんじんを例にまとめました（表1.21）。食品成分表の全体像がどのようになっているのかを見てみましょう。

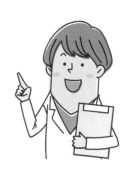

［表1.21］ 食品成分表の例（にんじん）

廃棄部位を除いた食べられる部分（可食部）100 g 当たりの各栄養素の成分値

❶ 食品番号	❷ 索引番号	❸ 食品名	❹ 廃棄率	❺ エネルギー		水分	たんぱく質		脂質			炭水化物 利用可能炭水化物	
							アミノ酸組成によるたんぱく質	たんぱく質	脂肪酸のトリアシルグリセロール当量	コレステロール	脂質	利用可能炭水化物（単糖当量）	利用可能炭水化物（質量計）
		単位	%	kJ	kcal	g	g	g	g	mg	g	g	g
06214	0711	にんじん 根 皮なし 生	10	134	32	89.6	0.5	0.7	0.1	(0)	0.2	6.0*	5.9
06215	0712	にんじん 根 皮なし ゆで	0	119	28	90.0	(0.5)	0.7	(0.1)	(0)	0.1	5.1*	5.0
06345	0713	にんじん 根 皮なし 油いため	0	429	103	79.1	(0.8)	1.1	(6.1)	(Tr)	6.4	(7.5)	(7.4)
06346	0714	にんじん 根 皮なし 素揚げ	0	365	87	80.6	(0.7)	1.0	3.3	0	3.5	(8.2)	(8.1)
06347	0715	にんじん 根 皮 生	0	108	26	90.4	(0.5)	0.7	-	(0)	0.2	-	-
06216	0716	にんじん 根 冷凍	0	126	30	90.2	0.8	0.8	0.1	(0)	0.2	4.7*	4.5
06380	0717	にんじん 根 冷凍 ゆで	0	101	24	91.7	0.6	0.7	0.1	(0)	0.2	3.5*	3.3
06381	0718	にんじん 根 冷凍 油いため	0	271	65	85.2	0.7	0.9	3.8	Tr	4.0	5.1*	4.9
06348	0719	にんじん グラッセ	0	224	53	83.8	(0.5)	0.7	1.1	5	1.4	9.4	9.1
06217	0720	にんじん ジュース 缶詰	0	125	29	92.0	(0.4)	0.6	(Tr)	(0)	0.1	(5.9)	(5.7)

はじめの 2 桁は食品群番号．番号順ではないので注意

食品群内の収載順．うしろの 3 桁は

食品検索のための通し番号

エネルギー計算をしてみましょう！（計算方法は 44 ページ下に）

食品全体あるいは購入形態から廃棄される重さの割合（廃棄率）．廃棄部位は備考に収載．廃棄率は，10 未満は整数，10 以上は 5 の倍数

「(Tr)」は文献等により微量に含まれていると推定されるもの

「0」は食品成分中の最小記載量の 1/10 未満または検出されなかったもの（ヨウ素，セレン，クロム，モリブデン，ビオチン除く）

「(数値)」は，類似食品の収載値や原材料配合割合（レシピ）などをもとに推計した値，または諸外国の食品成分表の収載値

「(0)」は文献等により含まれていないと推定されるもの

学術名または慣用名を用いる（加工食品は一般名称等を用いる）．食品名のあとに使用する部位や時期，形態，調理法などを示す．ここでは「にんじん」の「根」の使用形態（冷凍）と調理法（生，ゆで，油いため，素揚げ，グラッセ），加工品（ジュース）が示されている．献立に合わせて該当するものを選択する

たんぱく質のエネルギー計算・栄養計算は「アミノ酸組成によるたんぱく質」の値を用いる．値が「-」の場合は隣の「たんぱく質」の値を用いる

脂質のエネルギー計算・栄養計算では「脂肪酸のトリアシルグリセロール当量」の値を用いる．値が「-」の場合は 2 つ隣の「脂質」の値を用いる

可食部 100 g 当たりの「アミノ酸組成によるたんぱく質」「脂肪酸のトリアシルグリセロール当量」「利用可能炭水化物（単糖当量）」「糖アルコール」「食物繊維総量」「有機酸」および「アルコール」の量（g）にエネルギー換算係数（表1.5）を乗じて，100 g 当たりの kcal，kJ を算出したもの．実際に計算をしてみよう！（★）

	炭水化物 6				有機酸	灰分	無機質 7								
利用可能炭水化物 利用可能炭水化物による	差引き法による利用可能炭水化物	食物繊維総量	糖アルコール	炭水化物	有機酸	灰分	ナトリウム	カリウム	カルシウム	マグネシウム	リン	鉄	亜鉛	銅	マンガン
g	g	g	g	g	g	g	mg	mg	mg	mg	mg	mg	mg	mg	mg
	6.0	2.8	-	8.8	0.3	0.7	△24	300	24	9	28	0.2	0.2	0.04	0.11
	5.6	2.8	-	8.5	0.3	0.7	27	240	29	9	26	0.2	0.2	0.05	0.17
	9.3 *	3.1	-	12.4	0.5	1.1	48	400	35	13	37	0.3	0.3	0.08	0.14
	12.9 *	1.1	-	13.9	0.5	1.0	39	380	36	13	35	0.3	0.3	0.05	0.14
	3.7 *	3.8	-	7.3	-	1.5	16	630	45	20	43	0.3	0.2	0.08	0.13
	4.1	4.1	-	8.2	0.3	0.6	57	200	30	9	31	0.3	0.2	0.05	0.14
	3.5	3.5	-	7.0	0.2	0.4	40	130	31	8	26	0.3	0.2	0.04	0.14
	5.2	4.2	-	9.3	0.3	0.6	60	210	33	9	33	0.3	0.2	0.06	0.17
	10.3	2.6	0	12.7	0.2	1.4	390	240	26	10	27	0.2	0.1	0.03	0.16
	6.7 *	0.2	-	6.7	-	0.6	19	280	10	7	20	0.2	0.1	0.04	0.07

「-」は未分析, 未測定のもの

炭水化物のエネルギー計算では「*」のマークがある値を用いている. 栄養計算の場合は異なるので要注意（詳細はコチラ）

「Tr」は最小記載量の1/10以上含まれているが5/10未満のもの（ヨウ素, セレン, クロム, モリブデン, ビオチン除く）

△と□のナトリウムの値から食塩相当量を求めてみましょう！（計算方法は45ページ下）

★★

炭水化物の栄養計算では, 利用可能炭水化物（単糖当量）に「*」がある場合は利用可能炭水化物（質量計）の収載値を, 差引き法による利用可能炭水化物に「*」がある場合はその収載値を用いる. 利用可能炭水化物（単糖当量）の欄が「-」の場合は差引き法による利用可能炭水化物の収載値を用いる.

付表つづき

無機質 ❼				ビタミン ❾												
				ビタミンA						ビタミンD	ビタミンE				ビタミンK	ビタミンB$_1$
ヨウ素	セレン	クロム	モリブデン	レチノール	α-カロテン	β-カロテン	β-クリプトキサンチン	β-カロテン当量	レチノール活性当量		α-トコフェロール	β-トコフェロール	γ-トコフェロール	δ-トコフェロール		
μg	μg	μg	μg	μg	μg	μg	μg	μg	μg	μg	mg	mg	mg	mg	μg	mg
Tr	Tr	0	Tr	0	2600	6300	0	7600	630	(0)	0.5	0	0	0	4	0.04
0	1	0	1	(0)	3100	7200	0	8700	730	(0)	0.4	Tr	0	0	18	0.06
-	-	-	-	(0)	4500	9900	0	12000	1000	(0)	1.7	0	2.0	0.1	22	0.11
1	0	0	1	(0)	1400	3200	0	3900	330	(0)	1.6	Tr	1.1	Tr	34	0.10
1	0	1	1	(0)	3800	6700	0	8600	720	(0)	0.5	0	0	0	12	0.05
Tr	0	1	1	0	3900	9100	0	11000	920	(0)	0.8	Tr	0	0	6	0.04
0	0	Tr	1	(0)	4200	10000	(0)	12000	1000	(0)	0.9	Tr	0	0	6	0.03
1	0	1	1	(0)	4400	11000	(0)	13000	1100	(0)	1.5	Tr	1.5	Tr	11	0.04
1	0	0	1	25	3300	8600	0	10000	880	0	0.7	0	0	0	7	0.03
-	-	-	-	(0)	1300	3800	0	4500	370	(0)	0.2	0	0	0	2	0.03

「(0)」は文献等により含まれていないと推定されるもの

セレン（このほかヨウ素，クロム，モリブデン，ビオチン）の「0」は食品成分中の最小記載量3/10未満または検出されなかったもの

ヨウ素（このほかセレン，クロム，モリブデン，ビオチン）の「Tr」は最小記載量の3/10以上含まれているが5/10未満のもの

★「にんじん　根　皮なし　生」のエネルギー（134 kJ，32 kcal）の算出方法（表1.5のエネルギー換算係数を用いる）

【エネルギー（134 kJ）の場合】
0.5 g（アミノ酸組成によるたんぱく質）×17（換算係数）＝8.5
0.1 g（脂肪酸のトリアシルグリセロール当量）×37（換算係数）＝3.7
5.9 g（利用可能炭水化物（単糖当量））×16（換算係数）＝94.4
2.8 g（食物繊維総量）×8（換算係数）＝22.4
0.3 g（有機酸（その他の有機酸））×13（換算係数）＝3.9

〈合計〉　8.5 ＋ 3.7 ＋ 94.4 ＋ 22.4 ＋ 3.9 ＝ 132.9（小数第一位を四捨五入）
　　　　　　　　　　　　　　　　　　　　　　　≒133※

【エネルギー（32 kcal）の場合】
0.5 g × 4（換算係数）＝2.0
0.1 g × 9（換算係数）＝0.9
5.9 g × 3.75（換算係数）＝22.125
2.8 g × 2（換算係数）＝5.6
0.3 g × 3（換算係数）＝0.9

2.0 ＋ 0.9 ＋ 22.125 ＋ 5.6 ＋ 0.9 ＝ 31.525
　　　　　　　　　≒32

※食品成分表の収載値は134ですが，計算すると133です。これは食品成分表の策定におけるエネルギーの算出は収載値よりもさらに細かい桁数を用いているため誤差が生じます。

食品名や収載値に関係する補足情報が記されている．ここでは廃棄部位，硝酸イオンの含量，調理油，調理方法などが記されている．補足情報はこのほかに別名や添加物，カフェイン・しょ糖等の含量などが記されている

可食部100g当たり									アルコール	⑧食塩相当量	⑩備考
ビタミン											
ビタミンB₂	ナイアシン	ナイアシン当量	ビタミンB₆	ビタミンB₁₂	葉酸	パントテン酸	ビオチン	ビタミンC			
mg	mg	mg	mg	μg	μg	mg	μg	mg	g	g	
0.03	0.7	0.8	0.09	(0)	23	0.27	2.5	4	-	△0.1	廃棄部位：根端，葉柄基部及び皮 硝酸イオン：0g 食物繊維：AOAC2011.25法
0.05	0.6	(0.7)	0.10	(0)	19	0.25	2.5	4	-	0.1	根端，葉柄基部及び皮を除いたもの 硝酸イオン：0g
0.08	1.1	(1.3)	0.14	(0)	31	0.45	-	5	-	0.1	根端，葉柄基部及び皮を除いたもの 植物油（なたね油） 調理による脂質の増減：第1章表14参照 硝酸イオン：0g
0.07	0.9	(1.1)	0.15	(0)	28	0.50	3.7	6	-	0.1	別名：フライドキャロット 根端，葉柄基部及び皮を除いたもの 植物油（なたね油） 硝酸イオン：0g
0.05	1.1	(1.2)	0.12	(0)	46	0.31	6.4	4	-	0	硝酸イオン：0g
0.02	0.5	0.6	0.09	Tr	21	0.25	2.1	4	-	0.1	硝酸イオン：Tr 食物繊維：AOAC2011.25法
0.02	0.3	0.5	0.06	0	18	0.20	1.6	1	-	0.1	硝酸イオン：Tr 食物繊維：AOAC2011.25法
0.03	0.5	0.7	0.09	0	24	0.30	2.3	2	-	0.2	植物油（なたね油） 調理による脂質の増減：第1章表14参照 硝酸イオン：Tr 食物繊維：AOAC2011.25法
0.03	0.4	(0.6)	0.09	0	17	0.14	2.6	2	-	1.0	硝酸イオン：Tr
0.04	0.6	(0.7)	0.08	(0)	13	0.27	-	1	-	0	硝酸イオン：(Tr)

「-」は未分析，未測定のもの

無機質，ビタミンなどの「(数値)」には，類似食品の収載値などから推計した値のものがある．栄養計算には(数値)も他の数値と同様に用いることができる

食塩相当量の「0」は算出値が最小記載量(0.1 g)の5/10未満のもの

〔文部科学省，日本食品標準成分表（八訂）増補2023年〕

★★ 食塩相当量の算出方法

【△「にんじん　根　皮なし　生」の場合】
24 mg（ナトリウム）× 2.54/1,000 ＝ 0.06096（小数第二位を四捨五入）
　　　　　　　　　　　　　　　≒ 0.1

【□「にんじん　グラッセ」】
390 mg（ナトリウム）× 2.54/1,000 ＝ 0.9906
　　　　　　　　　　　　　≒ 1.0

〔藤原政喜ほか，献立作成の基本と実践　第2版，p.36-39，講談社（2023）を改変〕

日本の成分表にみる「きのこ」「海藻」のエネルギー値

　きのこ，海藻のエネルギーは，四訂成分表（1982年）では「－」の記載です。解説に，「利用エネルギー測定調査を行った結果，被検者ごとの変動が極めて大きくエネルギー換算係数を定め難くエネルギー値を算出しなかった」の記載があります。そのため，これらの食品は，栄養計算などでは「ノンカロリー食品」とされてきました。五訂成分表では，これらの食品に対しエネルギー値を示すことへの要望が非常に強いことから，エネルギー測定調査結果を再検討し，Atwaterの係数を適用して求めた値に0.5を乗じて算出することとし，成分表2015まで踏襲されてきました。最新の成分表2020や増補2023では，これらの食品のエネルギー値は他の食品と同様の方法で計算しています。なお，「こんにゃく」や「きくいも」も同様にエネルギーが変遷している食品です。

きのこと海藻は0 kcal ではありません！

1.6　成分表の調理した食品

1. 調理した食品とは

　加熱した調理食品は，水煮，ゆで，炊き，蒸し，電子レンジ調理，焼き，油いため，ソテー，素揚げ，天ぷら，フライ，グラッセなどが，加熱していない調理食品は，水さらし，水戻し，塩漬，ぬかみそ漬などがあります。

2. 調理器具と水は無機質の影響を排除

　成分表の調理は，給食のような大量調理ではなく一般的な調理（小規模調理）を想定しています。大量調理でも小規模調理でも，出来上がりの加熱の程度は「ちょうどよい（おいしい状態）」です。したがって，成分表の小規模調理のデータを給食の献立作成でも利用できるとしています。

無機質の影響を考慮し，調理器具はガラス製，水はイオン交換水を使用しています。

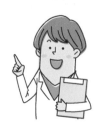

　成分表の調理では，調理に用いる器具は，調理器具から食品への無機質の影響がないように原則としてガラス製などです。また，調理に使う水においても水道水の無機質の影響を排除するためにイオン交換水を使っています。そのため，栄養計算では水道水の無機質（カルシウム）を加算すると，実際のカルシウムの摂取量に近似します。

コラム

水の定義：イオン交換水とは

　水は比抵抗値[*1]とTOC[*2]値からランク付けされています。比抵抗値18.2 MΩ・cm（25℃），TOC 50 ppb以下の水を「超純水」，水道水から不純物の除去を行ったもので，比抵抗値0.2 MΩ·cm（25℃）以上で超純水未満の水を「純水」（精製水）としています。

　食品成分表の分析で用いられるイオン交換水は「純水」に分類されています。イオン交換水はイオ

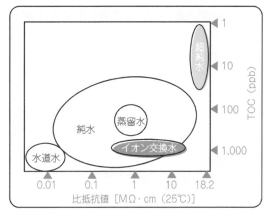

〔M-hub ホームページ：https://m-hub.jp/water/4974/335 を一部改変〕

ン交換樹脂を用いて水中の陰イオン・陽イオンを除去した水のことをいいます。

*1 比抵抗値：物質の中で電流の流れにくさを表す量。電気抵抗率とも呼ばれる。
*2 TOC：水道水の検査項目のひとつである全有機体炭素（Total Organic Carbon）

3. 調理と調味料

　通常，食品の調理は調味料を加えて行いますが，使用する調味料の種類や量は多様なので，成分表の調理は原則として調味料を使っていません。調味料を使っているのは，マカロニ・スパゲッティのゆで「食塩」，にんじんのグラッセ「バター，砂糖，食塩」，塩漬「食塩」，ぬかみそ漬「いりぬか，食塩」です。油炒めは「油」を使っています。

調味料を使って掲載されている食品があります。

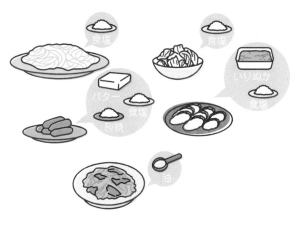

4. ゆ で

　ゆでは，調理の下ごしらえとして行い，ゆで汁は廃棄する調理です。和食の料理では伝統的に，それぞれの野菜に応じてゆでた後の処理（例：ほうれんそうは水で冷却し搾る）を行います。成分表のゆでは，その処理も含めて「ゆで」としています。各野菜のゆでおよび各調理の調理過程の詳細（ゆでた後の処理など）は，成分表の第1章「調理方法の概要および重量変化率表」に示されています（**表1.22**（50ページ））。たとえば，未熟豆野菜および果菜はゆでた後に湯切りを行い，葉茎野菜はゆでて湯切りをして水冷し，手搾りを行っています（**図1.19**）。塩漬やぬかみそ漬は水洗いをし，葉茎野菜の場合は水冷し手搾りをしています。野菜の調理過程については備考欄に記載がされています。

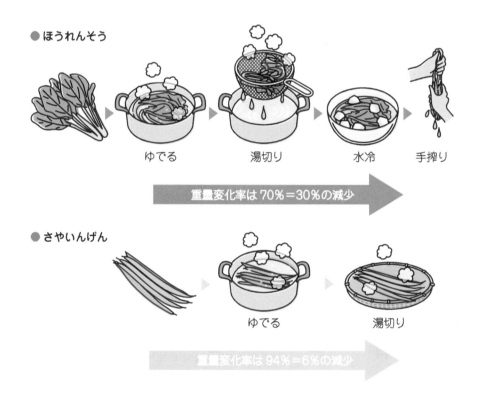

[**図1.19**] 葉茎野菜と未熟豆の調理工程と重量変化

5. 水 煮

　水煮は，煮汁に調味料を加え，煮汁も料理の一部とする調理です。成分表の水煮は，煮汁に調味料を加えず煮汁は廃棄する料理です。そのため，ゆでと変わらない調理といえますが，ゆでる水の量（加水量）がゆでよりも少ない量です。調理方法の概要および重量変化率表をみると，それがわかります。成分表では，原則として，野菜類はゆで，魚は水煮を収載しています。

6. 調理方法の概要および重量変化率表

　下記に記した留意点を読んでから「調理方法の概要および重量変化率表」（**表1.22**）をみると理解が深まります。

【留意点】

・調理形態や調理に用いた水の量などは，分析に用いた試料の形態などによって相違があるので，これらを必ずしも網羅的に記載してはいません。

・炊飯器を使用して米を炊く場合，炊飯器によって加水量が異なるので，炊飯器の表示に合わせています。

・ゆでの加水量は使用する鍋により異なります。加熱終了まで試料がかぶる程度の水量を保って調理しています（不足した場合は加水しています）。

・くずきりなどのでん粉製品や，凍り豆腐などは製品に記載されている加水量としています。

・「調理に用いた水，植物油，食塩等の量及び用いた衣の素材等」は調理に用いた食品重量に対する比で示しています。

・重量変化率は調理前の食品を基準とした調理後の重量％を示しています。

・天ぷら，フライなど油と衣を使った調理の重量変化率は，「調理前の食品と揚げる前の衣の質量」を基準とした調理後の重量％を（　）で示しています。衣の質量などは「揚げ物等における衣の割合及び脂質量の増減」表に示しています。

・「調理前食品番号」および「調理前食品名」の欄には，食品群別留意点の記載から成分変化率の対としたと判断できるものを記しています（成分変化率を一部の成分のみに用いた場合も含んでいます）。

・「食品群18　調理済み流通食品類」の重量変化率は「調理後の栄養計算質量÷調理前の栄養計算質量×100」により算出した推計値です。

【演習問題1-1】

ブロッコリーの質量に関する①〜⑤の問いに答えましょう。

① ブロッコリー「生」100 g（「ゆで」の重量変化率111％）をゆでた後の質量は何gになるか。

② ブロッコリー「ゆで」100 gに必要な「生」ブロッコリーは何gになるか。

③ ブロッコリー「電子レンジ調理」100 g（重量変化率91％）に必要な「生」ブロッコリー

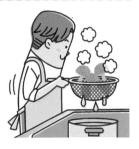

は何gになるか。

④ ブロッコリー「焼き」100g（重量変化率55％）に必要な「生」ブロッコリーは何gになるか。

⑤ ブロッコリー「油いため」100g（重量変化率76％）に必要な「生」ブロッコリーは何gになるか。また油は何g使用するか（生100gで5.0g使用）。

[表1.22] 調理方法の概要および重量変化率表（一部抜粋）

食品番号	食品名	調理法	調理過程			調理形態	調理に用いた水，植物油，食塩等の量及び用いた衣の素材等	重量変化率（％）
			下ごしらえ廃棄部位	重量変化に関する工程	調理後廃棄部位			
06123	干しぜんまい 干し若芽，ゆで	ゆで	―	浸漬（12〜13時間）→水切り→ゆで→湯切り	―	そのまま	浸漬：15倍 ゆで：25倍	630
06125	そらまめ 未熟豆，ゆで	ゆで	―	ゆで→湯切り	種皮	そのまま	5倍	100
06127	タアサイ 葉，ゆで	ゆで	―	ゆで→湯切り→水冷→水切り→手搾り	株元	そのまま	5倍	90
06131	（だいこん類）だいこん 葉，ゆで	ゆで	葉柄基部	ゆで→湯切り→水冷→手搾り	―	そのまま	5倍	79
06133	根，皮つき，ゆで	ゆで	根端，葉柄基部	ゆで→湯切り	―	厚さ3cm半月切り	2倍	86

7. 成分表の「米」と「めし（飯）」は同じ米（試料）

　成分表2020では，穀類の米や麺類，豆類，肉類，野菜類など，調理した食品は原則として調理前の食品とセットです。たとえば，米1袋から「米の分析試料」と「米を炊飯し飯の分析試料」を入手します。小型魚（いわし，あじなどの体長約20cm未満のもの）の場合は一度に30尾購入します。3区分各10尾（体長，体重，外観をそろえる）に分け，1区分を生鮮魚として分析，1区分を水煮魚に調理し水煮魚として分析，1区分を焼き魚に調理し焼き魚として分析します（図1.20）。調理前後の質量も測定します。そのため生100gと，生100gの調理後の質量を比較することで，調理による成分変化を科学的に示すことができます。

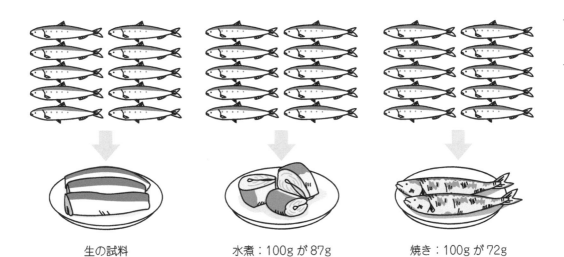

生の試料　　　　　　　　水煮：100gが87g　　　　　　焼き：100gが72g

［図1.20］**魚類の調理前後の食品**（イメージ図）

8. 調理による「重量変化率」

　食品の調理では，加熱などにより食品中の成分が溶出や変化をし，一方で調理に用いる水や油の吸着により食品の質量が増減します。調理前後の質量測定の値から，調理前100gの食品が調理後に何gになったかを示した値が調理による「重量変化率」です（**式1**）。

> 重量変化率（％）＝調理後の質量÷調理前の質量×100（％）………………………［**式1**］

　成分表2020では「調理方法の概要および重量変化率」表を収載し，調理と重量の関連性の理解を助けています。

9. 成分変化率

　「調理方法の概要および重量変化率」をみると，まあじ皮つきの調理による重量変化率は，水煮が87％，焼きが72％です。この値は，まあじ皮つき生100gは，水煮87gあるいは焼き72gに変化することを示しています。これは，まあじ皮つき生100gのたんぱく質量は，調理による損失がなければ水煮87gあるいは焼き72gのたんぱく質量と同じになることを示しています。調理による成分の変化率（残存や損失）がわかると，成分損失の少ない調理方法を献立作成や栄養アドバイスに活用することができます。

　調理による成分変化率は，調理前の食品（調理前食品）に含まれているエネルギーおよび栄養素が，調理後食品にどれだけ残存もしくは増加しているかを調理前食品の含有量に対する割合（％）で示したものです（**式2**）。

調理による成分変化率（％）＝生100gの調理後質量当たりの成分値

×重量変化率（％）÷生100g当たりの成分値 [式2]

　成分表では，各食品の調理による成分変化率を算出し，食品の種類や食品群の調理方法等で区分し，中央値（％）を算出し「調理による成分変化率区分別一覧」としています（**表1.23**）。この表により，食品群別の調理方法区分別等の各成分の調理後の残存あるいは増加の程度がわかります。

　調理による成分変化率については，100％超となった成分については100％超となる理由が説明できる場合（魚類の内臓から筋肉への成分の付着など）にはそのままの数値を用いています。また，説明ができない場合には100％としています。次ページ①～③の場合は，変化率の計算ができない，あるいは計算結果の真度（正確さ）に問題があると考えられるため，成分変化率を「-」で示しています。

[表1.23] **調理による成分変化率区分別一覧**（一部抜粋）

				水分	たんぱく質	脂質	コレステロール	炭水化物	食物繊維総量	灰分	(参考)エネルギー※	ナトリウム	カリウム	カルシウム	マグネシウム	リン	鉄
01穀類		めし	中央値（％）	850	87	76	—	99	98	78	98	62	69	86	72	80	46
			食品数	13	9	12	0	2	2	11	8	6	11	4	11	11	10
	ゆで	乾めん	中央値（％）	1,300	97	81	—	94	84	29	95	16	13	95	74	82	90
			食品数	7	6	5	0	6	2	7	7	7	7	3	7	7	5
		生めん	中央値（％）	400	96	100	—	100	0	48	92	36	40	95	95	89	97
			食品数	4	3	3	0	4	4	4	3	3	4	2	3	4	1
	焼き*1			—	79	—	100	—	100	—	100	100	99	—	—	—	99
	揚げ		中央値（％）	22	—	—		100	—	98	—	96	99	100	—	—	100
			食品数	2	0	0	0	1	0	1	0	1	1	1	0	0	1
02いも及びでん粉類	ゆで	でん粉製品	中央値（％）	2,800	36	77	—	95	—	73	95	38	25	59	63	82	82
			食品数	5	2	3	0	3		3	4	5	3	5	3	4	3

52

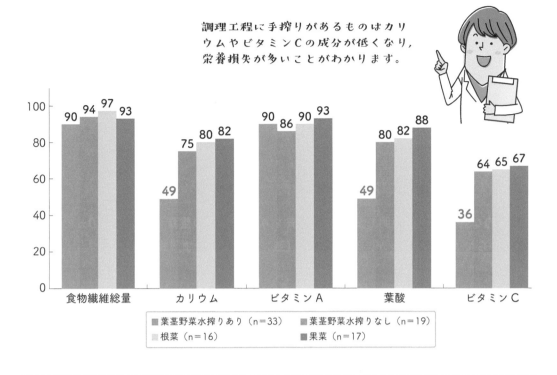

調理工程に手搾りがあるものはカリウムやビタミンCの成分が低くなり，栄養損失が多いことがわかります。

[図1.21] 野菜ゆでの主要な成分の成分変化率（%）

① 成分表の調理前または調理後あるいは両者の収載値が「–」である場合

② 成分表の調理前の収載値が「0」の場合

③ 成分表の調理前または調理後あるいは両者の収載値が「Tr」の場合

　図1.21に野菜ゆでの主要な成分の成分変化率を示しました。「葉茎野菜水搾りあり」は，特異的に無機質のカリウムと水溶性ビタミンの葉酸やビタミンCが低い値（調理損失が大きい）であることがわかります。これは調理工程の最後に手搾りがあるためです。

10. 特定成分のみを追加している食品の収載値の計算方法

　成分表2020では，成分表2015の収載食品について，ある成分の再分析や未収載の成分を加えている場合があります。その場合は，調理前後の食品の全成分を分析するわけではありません。調理前後の食品について質量測定，水分と該当する成分の分析を行い，重量変化率と該当成分の成分変化率を算出します。そして，成分表に収載する「生の食品」の成分値は，成分表収載予定の水分量で補正し（乾物量で合わせる）決定します。調理後食品の成分値は，決定した生の食品の収載値と成分変化率，収載食品の重量変化率から計算します。そのため，収載食品の成分値は，すべての成分を一度に分析しなくても，調理前後で整合性がとれ，セットの食品として利用できます。調理した食品と調理前の食品（生の食品）は原則として同一の試料です。

調理した食品の成分値100g当たりは下記の**式3**で計算されています。

【調理した食品の可食部100g当たりの成分値】

＝調理前の食品の可食部100g当たりの成分値×調理による成分変化率（％）

÷重量変化率（％）··［式3］

---

11. 調理した食品の成分値の栄養計算への使い方

具体的な例を示して説明します。成分表をみると，飯の重量変化率は210％です。米100gからできた飯210gが，米の調理後（飯）の成分値です（**式4**）。

【米100gの調理後（飯）質量当たりの成分値】

＝飯の成分値/100g×210g÷100％·······································［式4］

算出した「米100gの調理後（飯）質量当たりの成分値（A）」とレシピ質量を使うと，レシピ質量当たりの調理後の成分値が計算できます。

【レシピ質量の調理（飯）質量当たりの成分値】

＝レシピ質量 × 飯の成分値/100g×210g÷100％

＝レシピ質量 ×「米100gの調理後（飯）質量当たりの成分値」··················［式5］

【解答】 　　調理方法によって重量変化率が異なるので，購入量も用途によって変わります。

① 100g（生）×1.11（重量変化率）＝111g　ゆでると重量が増える

② X（生）×1.11（重量変化率）＝100g（ゆで）X＝100÷1.11＝90.0900··· X＝90g

③ X（生）×0.91（重量変化率）＝100g（電子レンジ調理）X＝100÷0.91＝109.8901　X＝110g

④ X（生）×0.55（重量変化率）＝100g（焼き）X＝100÷0.55＝181.8181··· X＝182g

⑤ X（生）×0.76（重量変化率）＝100g（油いため）X＝100÷0.76＝131.5789···
X＝132g 〈油の使用量〉100：5.0＝132：X　X＝5.0×132÷100　X＝6.6g

つまり，**式4**により，成分表に収載されている全食品ついて，生100 gの調理後質量当たりの成分値を計算し，登録すると，**式5**により効率的に栄養計算できます。

12. 食品の購入量

成分表の廃棄率と，レシピ質量から廃棄部を含めた購入量が算出できます（**式6**）。

【廃棄部を含めた購入量（g）】
＝レシピ質量（g）×100÷（100－廃棄率（%））………………………………［式6］

にんじん，じゃがいも，きゅうり，トマトなどは，食品の大きさ，廃棄部を除去する調理器具，調理技術などにより廃棄率が異なります。そこで，常用する食品の廃棄率は，各給食施設で測定し，その値を使いましょう。

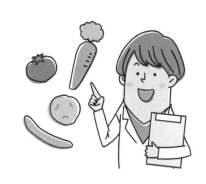

にんじん，じゃがいも，きゅうり，トマトなどは廃棄率を測定し，その値を使いましょう。

13. 揚げ物の脂質量

揚げ物（素揚げ，天ぷら，フライ）は，生の素材100 gに対して使われた衣等の質量，調理による脂質量の増減などが「揚げ物等における衣の割合及び脂質量の増減」で示されています。生の材料100 gから出来上がった揚げ物についての材料，衣量および吸油量を示し，揚げ油の種類，バッターの水分比などは当該食品の調査時の実測値です。次の留意点を読み，**表1.24**を利用しましょう。

【留意点】
＊　揚げ物料理などの脂質量の増減は，調理前の主材料食品100 gに対する揚げ油の吸油量（g）です。栄養計算では下記のように活用できます。
・栄養計算では，下記のように揚げ物の吸油量を計算できます。
（計算結果を加算する）
①生の材料からの計算：材料（生の質量）×A/100＝吸油量（g）
②衣付きからの計算：材料（生，衣中の粉の質量）×B/100＝吸油量（g）
・食事調査では，下記のように揚げ物の吸油量を計算できます。
揚げ物（質量）×調理後100 g中の植物油量（給油量）／100
＊2 衣からの脂質量は考慮していません。

[表1.24] 揚げ物等における衣の割合及び脂質量の増減

調理の種類	食品番号	食品名	調理後の食品の質量（g）	調理前の食品の質量（g）		衣に含まれる食品				調理後の脂質量の増減（g）*		調理後100gに対する脂質量の増減量（g）*2
				主材料の食品	主材料の食品と衣	粉（種類）	粉	パン粉	卵液	主材料（100g）から A	衣付きの主材料から衣（100g＋衣質量）B	衣付き主材料から（100g＋衣質量）C
素揚げ	01172	天ぷら用 バッター	85	100	—	—	—	—	—	39.9	—	—
素揚げ	01180	春巻きの皮 揚げ	115	100	—	—	—	—	—	33.8	—	—
素揚げ	02067	フライドポテト 皮なし（生を揚げたもの）	71	100	—	—	—	—	—	4.0	—	—
素揚げ	02065	フライドポテト 皮つき（生を揚げたもの）	71	100	—	—	—	—	—	3.9	—	—
素揚げ	08055	ぶなしめじ	63	100	—	—	—	—	—	8.4	—	—
素揚げ	12023	鶏卵 全卵 揚げ	88	100	—	—	—	—	—	17.0	—	—
天ぷら	02047	さつまいも 皮つき	98	100	118.6	6.1（天ぷら粉）	—	—	—	6.2	6.2	6.3

14. 炒め物の脂質量

炒め物（油いため，ソテー）について，生の素材100 gに対して使われた油の量，調理による脂質量の増減などは「炒め物における脂質量の増減表」に示されています。次の留意点を読み，**表1.25**を利用しましょう。

【留意点】

* 油いためやソテーの脂質量の増減は，調理前の主材料食品100 gに対する炒め油の吸油量（付着量を含む）（g）です。
・栄養計算では，下記のように吸油量を計算できます。
（計算結果を加算します）。
　①生の材料からの計算：材料（生の質量）× A/100 ＝ 吸油量（g）
　②材料と油からの計算：材料（生の材料と炒め油の質量）× B/100 ＝ 吸油量（g）
・食事調査では，下記のように揚げ物の吸油量を計算できます。
　炒め料理（質量）× 調理後100 g中の植物油量（給油量）／100

[表1.25] 炒め物における脂質量の増減

調理	食品番号	食品名	調理後の質量（g）	調理前の質量（g）			脂質量の増減*		調理後100gに対する脂質量の増減（g）
				主材料の食品	使用した油	材料と使用した油	生（100g）からA	油込み調理前からB	生（100g）からC
油いため	06327	アスパラガス 若茎	90	100	5.0	105	3.3	− 1.7	3.6
油いため	06331	（えんどう類）トウミョウ 芽ばえ	72	100	5.0	105	3.9	− 1.1	5.4
油いため	06375	グリーンピース 冷凍	94	100	5.0	105	3.7	− 1.3	3.9
油いため	06333	（キャベツ類）キャベツ 結球葉	80	100	5.0	105	4.6	− 0.4	5.8
油いため	06335	（だいこん類）切干しだいこん	345	100	5.0	105	20.0	15.0	5.8
油いため	06336	（たまねぎ類）たまねぎ りん茎	70	100	5.0	105	4.0	− 1.0	5.8

（つづく）

表1.25 つづき

調理	食品番号	食品名	調理後の質量（g）	調理前の質量（g）			脂質量の増減*		調理後100gに対する脂質量の増減（g）
				主材料の食品	使用した油	材料と使用した油	生(100g)からA	油込み調理前からB	生(100g)からC
油いため	06389	たまねぎ りん茎（飴色）	31	100	5.0	105	2.0	− 3.0	6.4
油いため	06338	チンゲンサイ 葉	87	100	5.0	105	2.7	− 2.3	3.1
油いため	06170	とうがらし 葉・果実	91	100	5.0	105	4.4	− 0.6	4.8

15. 水道水と調理

　成分表の調理に用いた水は，原則として水道水から無機質を排除したイオン交換水です。一方，実際の調理は通常，水道水を用います。成分表では，全国の浄水場別のデータを地域別（北海道，東北，関東，中部，近畿，中国，四国，九州，沖縄）および水源別（表流水，ダム・湖沼水，地下水，受水・湧水等）に集計し，無機質量（ナトリウム，カルシウム，マグネシウム，鉄，亜鉛，銅，マンガン，セレン：中央値，最大値，最小値）を示しています。水道水の無機質量は浄水場別に異なっているので，より詳細なデータが必要な場合は，水道水を供給している水道事業体に問い合わせるとデータを入手できます。

　水道水はカルシウムの供給源でもあります（**図1.22**）。炊飯での加水あるいは汁物の加水などにより含まれるカルシウムの量は，用いた水道水の質量と収載値から計算できます。

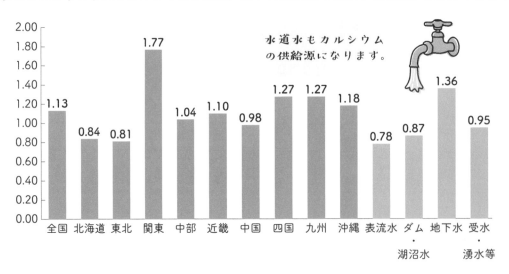

［図**1.22**］**水道水のカルシウム**（mg/100 g）

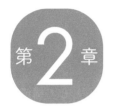

食品成分表を使って栄養計算をしてみよう！

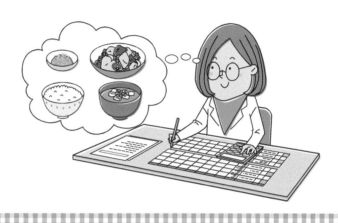

「食品成分表」を使って栄養計算をする前に理解しておきたい「日本人の食事摂取基準」について解説します。

2.1 「日本人の食事摂取基準」と「食品成分表」の関係

食品成分表は食事を評価するために必要で，その食事を評価する秤でもあります。望ましい食事の基準（エネルギーと栄養素の量）は，日本では「日本人の食事摂取基準」に示されています。食事のエネルギーと栄養素の量をこの基準と比較することで，食事を栄養学的に評価することができます。そのため，食事摂取基準を理解することは「食品成分表」を活用するためにも必要かつ大切です。食事摂取基準は，その国の人のための基準なので，各国で国民のための基準が設定されています。つまり，日本人の食事を考える科学的な根拠は「日本人の食事摂取基準」にあります。

1. 日本人の食事摂取基準とは

日本人の食事摂取基準（以下，摂取基準）は，「健康な個人及び集団を対象とし，健康の保持・増進，生活習慣病の予防のために参照するエネルギー及び栄養素の摂取基準を示

したもの」です。摂取基準は厚生労働省が5年ごとに策定し，「日本人の食事摂取基準（2020年版）」が最新版です。

2. 健康な個人および集団とは

摂取基準に記されている「健康な個人および集団」とは，健康な者を中心として構成されている集団のことをさします。生活習慣病などの危険因子をもっていたり，高齢者ではフレイルに関する危険因子をもっていたりしても，おおむね自立した日常生活を営んでいる者，およびこのような者を中心として構成されている集団も含んでいます。具体的には，歩行や家事などの身体活動を行っている人で，体格指数（body mass index：BMI（ボディマス指数））（計算方法は62ページ）が標準より著しく外れていない人です。

3. 摂取基準の指標

摂取基準の指標は，エネルギーに1つ，栄養素に5つあります。

エネルギーの指標：エネルギー摂取の過不足の回避を目的とする指標です。

栄養素の指標：3つの目的からなる5つの指標（摂取不足の回避を目的とする3つの指標（推定平均必要量，推奨量，目安量），過剰摂取による健康障害の回避を目的とする指標（耐容上限量），生活習慣病の発症予防を目的とする指標（目標量））があります（**図2.1**，詳述は62ページ）。

なお，生活習慣病の重症化予防およびフレイル予防を目的として摂取量の基準を設定できる栄養素については，発症予防を目的とした量（目標量）とは区別して示しています。

コラム

食事摂取基準と疾患

疾患をもっていたり，疾患に関する高いリスクをもっていたりする個人および集団に対して治療を目的とする場合は，「日本人の食事摂取基準」におけるエネルギーおよび栄養素の摂取に関する基本的な考え方を必ず理解したうえで，その疾患に関連する治療ガイドラインなどの栄養管理指針を用います。

疾患の治療には「日本人の食事摂取基準」のエネルギーと栄養素の基本的な考え方を理解したうえで，疾患に関連するガイドラインなどの栄養管理指針を用いましょう。

疾患の栄養食事指導書籍3点セット

日本食品標準成分表

●●●診療ガイドライン

日本人の食事摂取基準

＜目的＞	＜指標＞
摂取不足の回避	推定平均必要量，推奨量 ＊これらを推定できない場合の代替指標：目安量
過剰摂取による健康障害の回避	耐容上限量
生活習慣病の発症予防	目標量

［図**2.1**］栄養素の指標の目的と種類

［表**2.1**］目標とするBMIの範囲[1-3]

年齢（歳）	目標とするBMI（kg/m²）
18〜49	18.5〜24.9
50〜64	20.0〜24.9
65〜74[3]	21.5〜24.9
75以上[3]	21.5〜24.9

1　男女共通。あくまでも参考として使用すべきである。
2　観察疫学研究において報告された総死亡率が最も低かったBMIをもとに疾患別の発症率とBMIの関連，死因とBMIとの関連，喫煙や疾患の合併によるBMIや死亡リスクへの影響，日本人のBMIの実態に配慮し，総合的に判断し目標とする範囲を設定。
3　高齢者では，フレイルの予防および生活習慣病の発症予防の両者に配慮する必要があることもふまえ，当面目標とするBMIの範囲を21.5〜24.9 kg/m²とした。

4. エネルギーの指標

　エネルギーの収支（食事や食品から摂取するエネルギー量と，生命の維持や活動などに使ったエネルギーの関係（過不足））はBMIを指標（**表2.1**）とします。

　BMIは下限から上限の範囲で示されます。年齢が高くなると下限の値が高くなります。つまり，ふっくらしていたほうがよいことがわかります。また，エネルギーの出納（出入り）は，起床し，排尿した後に毎日体重を計ることでわかります。

高齢者はちょっとふっくらしているほうがよさそうです。

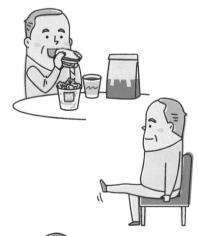

*65歳すぎたら筋肉量のキープが大切!!
運動とともにエネルギーとたんぱく質をしっかりとりましょう。ファストフードも利用しましょう。*

体重の増加は，　摂取エネルギー＞使ったエネルギー

体重の低下は，　摂取エネルギー＜使ったエネルギー

　エネルギー必要量は，無視できない個人差がありますが，食事摂取基準では，参照体位（**表2.2**（64ページ））の人の習慣的な1日の摂取量（**表2.3**（65ページ））を推定エネルギー必要量として示しています。

5. BMIの計算方法

　体格指数のBMIは次式で計算します。

> 体重（kg）÷身長（m）÷身長（m）＝ BMI（kg/m²）

目標とする体重は下記の式で計算できます。

> 目標とするBMI（kg/m²）×身長（m）×身長（m）＝目標とする体重（kg）

6. 栄養素の指標

　先に述べましたが，栄養素には次の5つの指標があります。

① **推定平均必要量**（estimated average requirement：EAR）　　必要量の平均値の推定値。摂取不足の回避が目的ですが，ここでいう「不足」は，欠乏症が生じることだけを意味するものではなく，その定義は栄養素によって異なります。

② **推奨量**（recommended dietary allowance：RDA）　　ほとんどの人（97〜98％）が充足している量になります。

③ **目安量**（adequate intake：AI）　　ある一定の栄養状態を維持するのに十分な量です。

④ **耐容上限量**（tolerable upper intake level：UL）　　健康障害をもたらすリスクがないとみなされる習慣的な摂取量の上限です。

⑤ **目標量**（tentative dietary goal for preventing life-style related diseases：DG）　　生活習慣病の発症予防を目的として，現在の日本人が当面の目標とすべき摂取量です。

　望ましいと考えられる摂取量よりも現在の日本人の摂取量が少ないため，範囲の下の値を目標量としている栄養素に食物繊維とカリウムがあります。また，望ましいと考えられる摂取量よりも現在の日本人の摂取量が多いため，範囲の上の値だけを目標量としている栄養素に飽和脂肪酸，ナトリウム（食塩相当量）があります。

　上記の概念を**図2.2**（⑤は性質が異なるため除く）に示します。

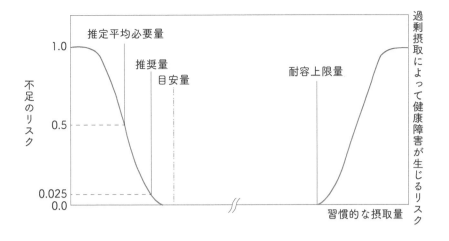

［図2.2］**食事摂取基準の各指標**（推定平均必要量，推奨量，目安量，耐容上限量）**の概念図**

7. 参照体位

　摂取基準は，参照する体位（身長・体重）の人を対象に，健全な発育および健康の保持・増進，生活習慣病の予防のためにエネルギーと栄養素の指標を設定しています。参照体位（**表2.2**）は性年齢区分の日本人として「平均的な体位（中央値）」です。赤枠は最大値です。身長の最大値は，男女とも18〜49歳，体重の最大値は，男性30〜49歳，女性50〜64歳です。

> 年齢の増加とともにエネルギー量は増加しません。人生で最大のエネルギー量を必要とする（摂取してよい）のは，男性15〜17歳（高校生），女性は12〜14歳（中学生）のときです。

8. 推定エネルギー必要量

　摂取基準には参照体位の人に対応した推定エネルギー必要量が示されています（**表2.3**）。赤枠は最大値です。推定エネルギーの最大値は，男性15〜17歳，女性12〜14歳です。体位の最大値と異なっています。年齢の増加とともにエネルギー量が増加するわけではないことがわかります。

人生におけるエネルギー摂取のピーク

15〜17歳　男子高校生

12〜14歳　女子中学生

年齢の増加　≠　エネルギー量の増加

性別	男性		女性[2]	
年齢等	参照身長（cm）	参照体重（kg）	参照身長（cm）	参照体重（kg）
0〜5（月）	61.5	6.3	60.1	5.9
6〜11（月）	71.6	8.8	70.2	8.1
6〜8（月）	69.8	8.4	68.3	7.8
9〜11（月）	73.2	9.1	71.9	8.4
1〜2（歳）	85.8	11.5	84.6	11.0
3〜5（歳）	103.6	16.5	103.2	16.1
6〜7（歳）	119.5	22.2	118.3	21.9
8〜9（歳）	130.4	28.0	130.4	27.4
10〜11（歳）	142.0	35.6	144.0	36.3
12〜14（歳）	160.5	49.0	155.1	47.5
15〜17（歳）	170.1	59.7	157.7	51.9
18〜29（歳）	171.0	64.5	158.0	50.3
30〜49（歳）	171.0	68.1	158.0	53.0
50〜64（歳）	169.0	68.0	155.8	53.8
65〜74（歳）	165.2	65.0	152.0	52.1
75以上（歳）	160.8	59.6	148.0	48.8

1 0〜17歳は，日本小児内分泌学会・日本成長学会合同標準値委員会による小児の体格評価に用いる身長，体重の標準値を
　もとに，年齢区分に応じて，当該月齢および年齢区分の中央時点における中央値を引用した。ただし，公表数値が年齢区
　分と合致しない場合は，同様の方法で算出した値を用いた。18歳以上は，平成28年国民健康・栄養調査における当該の
　性および年齢区分における身長・体重の中央値を用いた。
2 妊婦，授乳婦を除く。

9. 推定エネルギー必要量（kcal/日）の計算

推定エネルギー必要量は下記の式に従って計算すると算出できます。

詳細は給与目標量の設定（68ページ）で説明します。

【大人】 基礎代謝基準値（kcal/kg体重/日）×参照体重（kg）×身体活動レベル

【子ども】

基礎代謝基準値（kcal/kg体重/日）×参照体重（kg）×身体活動レベル

＋エネルギー蓄積量（kcal/日）

［表2.3］エネルギーの指標（参考）：推定エネルギー必要量

性別	男性			女性		
身体活動レベル[1]	I	II	III	I	II	III
0〜5（月）	—	550	—	—	500	—
6〜8（月）	—	650	—	—	600	—
9〜11（月）	—	700	—	—	650	—
1〜2（歳）	—	950	—	—	900	—
3〜5（歳）	—	1,300	—	—	1,250	—
6〜7（歳）	1,350	1,550	1,750	1,250	1,450	1,650
8〜9（歳）	1,600	1,850	2,100	1,500	1,700	1,900
10〜11（歳）	1,950	2,250	2,500	1,850	2,100	2,350
12〜14（歳）	2,300	2,600	2,900	2,150	2,400	2,700
15〜17（歳）	2,500	2,800	3,150	2,050	2,300	2,550
18〜29（歳）	2,300	2,650	3,050	1,700	2,000	2,300
30〜49（歳）	2,300	2,700	3,050	1,750	2,050	2,350
50〜64（歳）	2,200	2,600	2,950	1,650	1,950	2,250
65〜74（歳）	2,050	2,400	2,750	1,550	1,850	2,100
75以上（歳）[2]	1,800	2,100	—	1,400	1,650	—
妊婦（付加量）[3]　初期 中期 後期				＋50 ＋250 ＋450	＋50 ＋250 ＋450	＋50 ＋250 ＋450
授乳婦（付加量）				＋350	＋350	＋350

1　身体活動レベルは，低い，ふつう，高いの3つのレベルとして，それぞれ I，II，III で示した。
2　レベル II は自立している者，レベル I は自宅にいてほとんど外出しない者に相当する。レベル I は高齢者施設で自立に近い状態で過ごしている者にも適用できる値である。
3　妊婦個々の体格や妊娠中の体重増加量，胎児の発育状況の評価を行うことが必要である。
注1：活用にあたっては，食事摂取状況のアセスメント，体重およびBMIの把握を行い，エネルギーの過不足は体重の変化またはBMIを用いて評価すること。
注2：身体活動レベル I の場合，少ないエネルギー消費量に見合った少ないエネルギー摂取量を維持することになるため，健康の保持・増進の観点からは身体活動量を増加させる必要がある。

【妊婦・授乳婦】

基礎代謝基準値（kcal/kg体重/日）×参照体重（kg）×身体活動レベル

＋妊婦あるいは授乳婦*のための付加量（kcal/日）

*人工乳で育てる授乳婦は付加量の加算はありません。

10. 栄養素別の指標

　摂取基準では，栄養素別に指標が設定されています（**表2.4**）。これらの値も参照体位の人に対する値が示されています。

[表**2.4**] 基準を策定した栄養素と指標（1歳以上）

栄養素			推定平均必要量 （EAR）	推奨量 （RDA）	目安量 （AI）	耐容上限量 （UL）	目標量 （DG）
たんぱく質[2]			○b	○b	—	—	○[3]
脂質		脂質	—	—	—	—	○[3]
		飽和脂肪酸[4]	—	—	—	—	○[3]
		n-6系脂肪酸	—	—	○	—	—
		n-3系脂肪酸	—	—	○	—	—
		コレステロール[5]	—	—	—	—	—
炭水化物		炭水化物	—	—	—	—	○[3]
		食物繊維	—	—	—	—	○
		糖類	—	—	—	—	—
主要栄養素バランス[2]			—	—	—	—	○[3]
ビタミン	脂溶性	ビタミンA	○a	○a	—	○	—
		ビタミンD[2]	—	—	○	○	—
		ビタミンE	—	—	○	○	—
		ビタミンK	—	—	○	—	—
	水溶性	ビタミンB₁	○c	○c	—	—	—
		ビタミンB₂	○c	○c	—	—	—
		ナイアシン	○a	○a	—	○	—
		ビタミンB₆	○b	○b	—	○	—
		ビタミンB₁₂	○a	○a	—	—	—
		葉酸	○a	○a	—	○[7]	—
		パントテン酸	—	—	○	—	—
		ビオチン	—	—	○	—	—
		ビタミンC	○x	○x	—	—	—
ミネラル	多量	ナトリウム[6]	○a	—	—	—	○
		カリウム	—	—	○	—	○
		カルシウム	○b	○b	—	○	—
		マグネシウム	○b	○b	—	○[7]	—
		リン	—	—	○	○	—

	栄養素		推定平均必要量 （EAR）	推奨量 （RDA）	目安量 （AI）	耐容上限量 （UL）	目標量 （DG）
ミネラル	微量	鉄	○x	○x	—	○	—
		亜鉛	○b	○b	—	○	—
		銅	○b	○b	—	○	—
		マンガン	—	—	○	○	—
		ヨウ素	○a	○a	—	○	—
		セレン	○a	○a	—	○	—
		クロム	—	—	○	○	—
		モリブデン	○b	○b	—	○	—

1　一部の年齢区分についてだけ設定した場合も含む。
2　フレイル予防を図るうえでの留意事項を表の脚注として記載。
3　総エネルギー摂取量に占めるべき割合（％エネルギー）
4　脂質異常症の重症化予防を目的としたコレステロールの量と，トランス脂肪酸の摂取に関する参考情報を表の脚注として記載。
5　脂質異常症の重症化予防を目的とした量を飽和脂肪酸の表の脚注に記載。
6　高血圧および慢性腎臓病（CKD）の重症化予防を目的とした量を表の脚注として記載。
7　通常の食品以外の食品からの摂取について定めた。
a　集団内の半数の者に不足または欠乏の症状が現れ得る摂取量をもって推定平均必要量とした栄養素。
b　集団内の半数の者で体内量が維持される摂取量をもって推定平均必要量とした栄養素。
c　集団内の半数の者で体内量が飽和している摂取量をもって推定平均必要量とした栄養素。
x　上記以外の方法で推定平均必要量が定められた栄養素。

11. 摂取基準の活用

　摂取基準は，食事摂取状況のアセスメントにより，エネルギー・栄養素の摂取量が適切かどうかを評価するところからはじまるPDCAサイクルを基本とします（**図2.3**）。

　特定の集団を想定しない一般的な食事（外食，中食，市販弁当など）は，参照体位の人に対する食事です。そこでこの食事の献立作成は食事摂取基準のエネルギーや栄養素の指標を使って計画します。

12. エネルギーと栄養素量の給与目標量

食事設計：対象者のアセスメントと摂取基準の指標から，喫食者の給与目標量（エネルギーと栄養素）を決定します。献立作成は，献立の栄養量（エネルギーと栄養素）を最新の成分表で算出し過不足を吟味し，適切な献立を作成します。

食事調査：食事から摂取したエネルギーと栄養素の摂取量を評価するためには，食事調査によって得られる摂取量と摂取基準の各指標で示されている値を比較することによって行うことができます。ただし，エネルギー摂取量の過不足の評価には，BMIまたは体重変化量を用います。

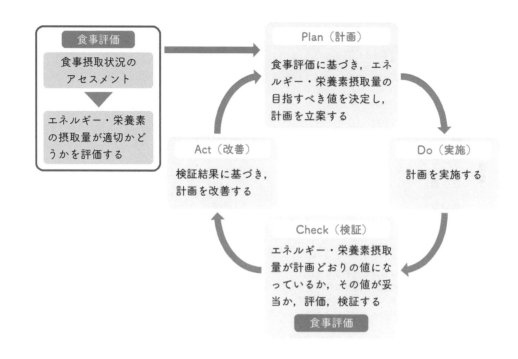

[図2.3] 食事摂取基準の活用とPDCAサイクル

2.2 献立作成のための給与目標量を計算してみよう

対象者（集団）をアセスメントし，摂取基準を読み，喫食者の給与目標量を算出してみましょう。

1. 対象者の推定エネルギー必要量（kcal/日）の計算

【大　人】基礎代謝基準値（kcal/kg体重/日）× 参照体重（kg）× 身体活動レベル

【子ども】基礎代謝基準値（kcal/kg体重/日）× 参照体重（kg）× 身体活動レベル
　　　　　　＋ エネルギー蓄積量（kcal/日）←0〜17歳までは成長するためのエネルギー量を加算！

です。**図2.4**を使って計算してみましょう。

基礎代謝基準値（**図2.4−表1**）：体重1kg当たりの1日に必要なエネルギー量です。男女とも1〜2歳が最大で，成長に伴い低下します。

体　重：喫食者の体重が目標とするBMIの範囲であるか確認しましょう（**図2.4−表2**）。範囲であれば，現在の体重で計算し，範囲ではない場合は，範囲の体重での計算も行います。

身体活動レベル（**図2.4−表3**）：日常生活の内容から身体活動レベルの係数を選択します。

エネルギー蓄積量（**図2.4−表4**）：0〜17歳までは成長するためのエネルギー必要量があ

あなたの１日に必要なエネルギー量（目安量）を計算してみましょう

表１、表２、表３、表４からあなたに対応する数値を選んで計算してみましょう

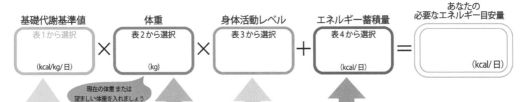

| 基礎代謝基準値
表1から選択
(kcal/kg/日) | × | 体重
表2から選択
(kg) | × | 身体活動レベル
表3から選択 | ＋ | エネルギー蓄積量
表4から選択
(kcal/日) | ＝ | あなたの
必要なエネルギー目安量
(kcal/日) |

現在の体重 または
望ましい体重を入れましょう

表1　基礎代謝基準値
（kcal／kg体重／日）

年齢	男性	女性
1〜2歳	61.0	59.7
3〜5歳	54.8	52.2
6〜7歳	44.3	41.9
8〜9歳	40.8	38.3
10〜11歳	37.4	34.8
12〜14歳	31.0	29.6
15〜17歳	27.0	25.3
18〜29歳	23.7	22.1
30〜49歳	22.5	21.9
50〜64歳	21.8	20.7
65〜74歳	21.6	20.7
75歳以上	21.5	20.7

表4　エネルギー蓄積量[#]
（kcal／日）

年齢	男児	女児
0〜5月	115	115
6〜8月	15	20
9〜11月	20	15
1〜2歳	20	15
3〜5歳	10	10
6〜7歳	15	20
8〜9歳	25	30
10〜11歳	40	30
12〜14歳	20	25
15〜17歳	10	10

[#]成長するための
エネルギーなので
18歳以上はありません

表2　目標とするＢＭＩの範囲と体重

年齢	身長	体重の範囲	
18〜49歳 BMIの範囲 18.5〜24.9	140cm	36kg	〜	49kg
	150cm	42kg	〜	56kg
	160cm	47kg	〜	64kg
	170cm	53kg	〜	72kg
	180cm	60kg	〜	81kg
	190cm	67kg	〜	90kg
50〜64歳 BMIの範囲 20.0〜24.9	140cm	39kg	〜	49kg
	150cm	45kg	〜	56kg
	160cm	51kg	〜	64kg
	170cm	58kg	〜	72kg
	180cm	65kg	〜	81kg
	190cm	72kg	〜	90kg
65歳以上 BMIの範囲 21.5〜24.9	140cm	42kg	〜	49kg
	150cm	48kg	〜	56kg
	160cm	55kg	〜	64kg
	170cm	62kg	〜	72kg
	180cm	70kg	〜	81kg
	190cm	78kg	〜	90kg

＊目標とするBMI× 身長 (m)× 身長 (m)＝目標とする体重 (kg)

計算例：
33歳 男性 体重60kg 身体活動レベルふつうの場合
⇒22.5 (kcal/kg/日)×60 (kg) ×1.75＋0 (kcal/日)＝ 2363 (kcal/日)
17歳 女性 体重55kg 身体活動レベルふつうの場合
⇒25.3 (kcal/kg/日)×55 (kg) ×1.75＋10 (kcal/日)＝ 2445 (kcal/日)

表3　身体活動レベル

年齢	低い（Ⅰ）	ふつう（Ⅱ）	高い（Ⅲ）
1〜2歳	-	1.35	-
3〜5歳	-	1.45	-
6〜7歳	1.35	1.55	1.75
8〜9歳	1.40	1.60	1.80
10〜11歳	1.45	1.65	1.85
12〜14歳	1.50	1.70	1.90
15〜17歳	1.55	1.75	1.95
18〜29歳	1.50	1.75	2.00
30〜49歳	1.50	1.75	2.00
50〜64歳	1.50	1.75	2.00
65〜74歳	1.45	1.70	1.95
75歳以上	1.40	1.65	-
日常生活の内容	生活の大部分が座っていて、静かな活動が中心の場合	座っていることが中心の仕事だが、職場内の移動や立っての作業・接客等、あるいは通勤・買物・家事、軽いスポーツ等のいずれかを含む場合	移動や立っていることが多い仕事をしている人 あるいは、スポーツなど余暇での活発な運動習慣を持っている場合

毎日、起床、排尿の後に、体重を計りましょう。
食事のエネルギー量がちょうど良いかどうかを
体重の変動から知ることができます。

［図2.4］ 推定エネルギー必要量を計算できる資料

〔千葉県・千葉県教育委員会，ちば型食生活食事実践ガイドブック概要版（グー・パー食生活ガイドブック）
食事摂取基準2020年版対応 より抜粋，一部改変〕

るので加算できます。18歳以上になったら成長するための必要はないので，食生活のみなおしが必要です。

では，より理解を深めるため，
次の演習問題を解いてみましょう。

【演習問題2-1】

イラストに示す家族のエネルギー量（目安量）を計算し，①〜④の問いに答えましょう。

① エネルギー量（目安量）が多い順

② 身長が高い順

③ 体重は重い順

④ ①〜③の解答から気付いたことを述べましょう。

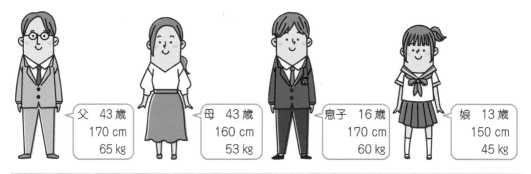

父　43歳　170 cm　65 kg
母　43歳　160 cm　53 kg
息子　16歳　170 cm　60 kg
娘　13歳　150 cm　45 kg

| | 図2.4 表1 | | 図2.4 表3 | 図2.4 表4 | |
	基礎代謝基準値（kcal/kg/日）	体重（kg）	身体活動レベル	エネルギー蓄積量（kcal/日）	推定エネルギー必要量（kcal/日）
父		65			
母		53			
息子		60			
娘		45			

【解答】

① 1日に摂取するエネルギー量の目安量は息子＞父＞娘＞母

② 身長は父・息子＞母＞娘，③体重は父＞息子＞母＞娘 の順になります。

④ 例：エネルギー量の順番＝身長や体重の順番にはなりません。身長や体重の順に食事を提供する（食べる）と，父と母は肥満に，息子や娘は不足する可能性があります。

	図2.4-表1		図2.4-表3	図2.4-表4	
	基礎代謝基準値（kcal/kg/日）	体重（kg）	身体活動レベル	エネルギー蓄積量（kcal/日）	推定エネルギー必要量（kcal/日）
父	22.5	65	1.75	0	2,559
母	21.9	53	1.75	0	2,031
息子	27.0	60	1.75	10	2,845
娘	29.6	45	1.70	25	2,289

エネルギー量が不足する子ども（息子や娘）は補うためにお菓子を食べてしまいがちですが，お菓子は食事ではないので食事の代用にはなりません。

対象者別に推定エネルギー必要量を計算し，比較してみると，
気がつくことがたくさんあります。

【演習問題2-2】

表に記載した30人の喫食集団のエネルギー必要量の平均値と中央値を計算しましょう。

平均値：データの合計をデータの個数で割って得られる値

中央値：データを大きさの順に並べ替えたとき，ちょうど順番が真ん中になる値

[表] **30人の集団の推定エネルギー必要量**

No.	推定エネルギー必要量（kcal）	No.	推定エネルギー必要量（kcal）	No.	推定エネルギー必要量（kcal）	No.	推定エネルギー必要量（kcal）
1	2,100	9	1,600	17	2,000	25	1,800
2	1,800	10	1,600	18	1,900	26	2,200
3	2,000	11	1,600	19	1,800	27	2,400
4	1,600	12	1,900	20	2,000	28	2,600
5	1,800	13	1,800	21	1,800	29	1,500
6	1,600	14	1,800	22	2,300	30	2,100
7	1,700	15	2,200	23	1,600	平均値	
8	2,100	16	2,000	24	1,800	中央値	

【解答】

平均値：1～30の推定エネルギー必要量の合計（2,100 ＋ 1,800 ＋ …… ＋ 1,500 ＋ 2,100 ÷ 30 ＝ 57,000 ÷ 30 ＝ <u>1,900 kcal</u>（★）

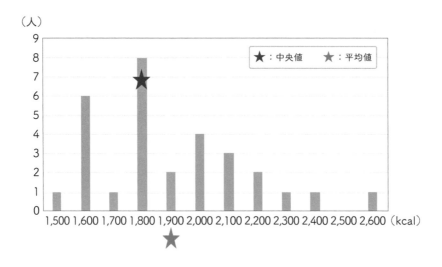

[図] 集団の推定エネルギー必要量のヒストグラムと平均値, 中央値

中央値：表の数字を小さい順から並べた真ん中，また図の真ん中は 1,800 kcal（★）
平均値（1,900 kcal）＞ 中央値（1,800 kcal）になります。図からもわかるように中央値
の対象者が最も多いので，この値（中央値）で考えたほうが適する対象者が多いことがわ
かります。

2. たんぱく質, 脂質, 炭水化物

　摂取基準では，主要なエネルギー産生栄養素であるたんぱく質，脂質，炭水化物は，エ
ネルギー比率（**表2.5**）が指標として示されています。これは，エネルギーを産生する栄
養素およびこれら栄養素の構成成分である各種栄養素の摂取不足を回避し，生活習慣病の
発症予防とその重症化予防を目的とする値です。赤枠は50歳以降のたんぱく質のエネル
ギー比率です。年齢が高くなると下限値が増加することがわかります。また，たんぱく質
には必要量が存在し，推定平均必要量も算定されています（**表2.6**）。そこで，不足を回
避する目的から推奨量を摂取することが大切です。脂質はn-6系脂肪酸，n-3系脂肪酸に
は目安量が算定されているので，詳しくは摂取基準を参照してください。エネルギー産生
栄養素バランスを定めるには，たんぱく質の量を初めに決め，次に脂質の量を決め，その
残余を炭水化物とします。

3. 食物繊維, ビタミン, ミネラルの給与目標量

　計算した推定エネルギー必要量と，性年齢が該当する食事摂取基準の推定エネルギー必

［表**2.5**］エネルギー産生栄養素バランス（％エネルギー）

性別	男性				女性			
	目標量[1,2]				目標量[1,2]			
年齢等	たんぱく質[3]	脂　質[4]		炭水化物[5,6]	たんぱく質[3]	脂　質[4]		炭水化物[5,6]
		脂質	飽和脂肪酸			脂質	飽和脂肪酸	
0〜11 （月）	—	—	—	—	—	—	—	—
1〜2 （歳）	13〜20	20〜30	—	50〜65	13〜20	20〜30	—	50〜65
3〜5 （歳）	13〜20	20〜30	10以下	50〜65	13〜20	20〜30	10以下	50〜65
6〜7 （歳）	13〜20	20〜30	10以下	50〜65	13〜20	20〜30	10以下	50〜65
8〜9 （歳）	13〜20	20〜30	10以下	50〜65	13〜20	20〜30	10以下	50〜65
10〜11（歳）	13〜20	20〜30	10以下	50〜65	13〜20	20〜30	10以下	50〜65
12〜14（歳）	13〜20	20〜30	10以下	50〜65	13〜20	20〜30	10以下	50〜65
15〜17（歳）	13〜20	20〜30	8以下	50〜65	13〜20	20〜30	8以下	50〜65
18〜29（歳）	13〜20	20〜30	7以下	50〜65	13〜20	20〜30	7以下	50〜65
30〜49（歳）	13〜20	20〜30	7以下	50〜65	13〜20	20〜30	7以下	50〜65
50〜64（歳）	14〜20	20〜30	7以下	50〜65	14〜20	20〜30	7以下	50〜65
65〜74（歳）	15〜20	20〜30	7以下	50〜65	15〜20	20〜30	7以下	50〜65
75以上（歳）	15〜20	20〜30	7以下	50〜65	15〜20	20〜30	7以下	50〜65
妊婦　初期					13〜20	20〜30	7以下	50〜65
中期					13〜20			
後期					15〜20			
授乳婦					15〜20			

1　必要なエネルギー量を確保したうえでのバランスとすること。
2　範囲に関しては，おおむねの値を示したものであり，弾力的に運用すること。
3　65歳以上の高齢者について，フレイル予防を目的とした量を定めることは難しいが，身長・体重が参照体位に比べて小さい者や，特に75歳以上であって加齢に伴い身体活動量が大きく低下した者など，必要エネルギー摂取量が低い者では，下限が推奨量を下回る場合がありうる。この場合でも，下限は推奨量以上とすることが望ましい。
4　脂質については，その構成成分である飽和脂肪酸など，質への配慮を十分に行う必要がある。
5　アルコールを含む。ただし，アルコールの摂取をすすめるものではない。
6　食物繊維の目標量を十分に注意すること。

要量の比率を計算し，給与目標量算出係数としましょう。この係数を，性年齢が該当する食事摂取基準の他の栄養素の値に乗じて各栄養素の量の献立上の基準を実際に計算してみましょう。

【例】Aさん（20歳，女性，体重50 kg，活動レベルⅡ（普通））

① 推定エネルギー必要量

基礎代謝基準値（kcal/kg体重/日）× 参照体重（kg）×身体活動レベル

22.1（kcal/kg体重/日）× 50kg× 1.75 = 1933.75 ≒ 1,930 kcal

└ 図2.4−表1　　　　　　　　　　　　└ 図2.4−表3

（推定平均必要量，推奨量，目安量：g/ 日，目標量：％ エネルギー）

性別	男性				女性			
年齢等	推定平均必要量	推奨量	目安量	目標量[1]	推定平均必要量	推奨量	目安量	目標量[1]
0〜5 （月）	—	—	10	—	—	—	10	—
6〜8 （月）	—	—	15	—	—	—	15	—
9〜11 （月）	—	—	25	—	—	—	25	—
1〜2 （歳）	15	20	—	13〜20	15	20	—	13〜20
3〜5 （歳）	20	25	—	13〜20	20	25	—	13〜20
6〜7 （歳）	25	30	—	13〜20	25	30	—	13〜20
8〜9 （歳）	30	40	—	13〜20	30	40	—	13〜20
10〜11 （歳）	40	45	—	13〜20	40	50	—	13〜20
12〜14 （歳）	50	60	—	13〜20	45	55	—	13〜20
15〜17 （歳）	50	65	—	13〜20	45	55	—	13〜20
18〜29 （歳）	50	65	—	13〜20	40	50	—	13〜20
30〜49 （歳）	50	65	—	13〜20	40	50	—	13〜20
50〜64 （歳）	50	65	—	14〜20	40	50	—	14〜20
65〜74 （歳）[2]	50	60	—	15〜20	40	50	—	15〜20
75以上 （歳）[2]	50	60	—	15〜20	40	50	—	15〜20
妊婦（付加量）　初期					+0	+0		—[3]
中期					+5	+5	—	—[3]
後期					+20	+25		—[4]
授乳婦（付加量）					+15	+20	—	—[4]

1 範囲に関しては，おおむねの値を示したものであり，弾力的に運用すること。
2 65歳以上の高齢者について，フレイル予防を目的とした量を定めることは難しいが，身長・体重が参照体位に比べて小さい者や，特に75 歳以上であって加齢に伴い身体活動量が大きく低下した者など，必要エネルギー摂取量が低い者では，下限が推奨量を下回る場合がありうる。この場合でも，下限は推奨量以上とすることが望ましい。
3 妊婦（初期・中期）の目標量は13〜20％ エネルギーとした。
4 妊婦（後期）および授乳婦の目標量は15〜20％ エネルギーとした。

② 各栄養素の給与目標量算出係数

推定エネルギー必要量÷摂取基準の対応する推定エネルギー必要量

1,930 kcal ÷ 2,000 kcal = 0.965

　　　　　　↳ 表2.3

③ 食物繊維の給与目標量

食物繊維の食事摂取基準の目標量は20歳，女性の場合，18 g/ 日以上なので，

18 × 0.965 = 17.4 g/ 日以上

↳ 日本人の食事摂取基準2020

④ 脂溶性ビタミンの給与目標量

ビタミンAの食事摂取基準の推奨量は20歳，女性の場合，650 µgRAE/日なので，

650 × 0.965 = 627 µgRAE/日

↰ 日本人の食事摂取基準2020

ビタミンDの食事摂取基準の目安量は20歳，女性の場合，8.5 µg/日なので，

8.5 × 0.965 = 8.2 µg/日

↰ 日本人の食事摂取基準2020

ビタミンEの食事摂取基準の目安量は20歳，女性の場合，5.0 mg/日なので，

5.0 × 0.965 = 4.8 mg/日

↰ 日本人の食事摂取基準2020

ビタミンKの食事摂取基準の目安量は20歳，女性の場合，150 µg/日なので，

150 × 0.965 = 145 µg/日

↰ 日本人の食事摂取基準2020

⑤ 水溶性ビタミンおよび無機質

上記の食物繊維や脂溶性ビタミンの例を参考に，下記の各栄養素についても計算してみましょう。

水溶性ビタミン：ナイアシン（推奨量），ビタミンB_6（推奨量），ビタミンB_{12}（推奨量），葉酸（推奨量），パントテン酸（目安量），ビオチン（目安量），ビタミンC（推奨量）

無機質：ナトリウム〔食塩相当量〕（目標量）*，マグネシウム（推奨量），カリウム（目安量），リン（目安量），カルシウム（推奨量），鉄（推奨量），亜鉛（推奨量），マンガン（目安量），ヨウ素（推奨量），セレン（推奨量），クロム（目安量），モリブデン（推奨量）

＊ナトリウムは，その摂取量のほとんどが食塩ですので，食塩相当量の値を使います。

ナイアシン（推奨量）	11 × 0.965 = 10.6 mgNE/日
ビタミンB_6（推奨量）	1.1 × 0.965 = 1.06 mg/日
ビタミンB_{12}（推奨量）	2.4 × 0.965 = 2.3 µg/日
葉酸（推奨量）	240 × 0.965 = 232 µg/日
パントテン酸（目安量）	5 × 0.965 = 4.80 mg/日
ビオチン（目安量）	50 × 0.965 = 48.3 µg/日
ビタミンC（推奨量）	100 × 0.965 = 97 mg/日
ナトリウム〔食塩相当量〕（目標量）	6.5* × 0.965 = 6.3 g/日
マグネシウム（推奨量）	270 × 0.965 = 261 mg/日
カリウム（目安量）	2,000 × 0.965 = 1,930 mg/日
リン（目安量）	800 × 0.965 = 772 mg/日
カルシウム（推奨量）	650 × 0.965 = 627 mg/日
鉄（推奨量）	10.5（月経あり）× 0.965 = 10.1 mg/日

亜鉛（推奨量）	<u>8</u> × 0.965 = 7.7 mg/ 日
マンガン（目安量）	<u>3.5</u> × 0.965 = 3.4 mg/ 日
ヨウ素（推奨量）	<u>130</u> × 0.965 = 125 µg/ 日
セレン（推奨量）	<u>25</u> × 0.965 = 24 µg/ 日
クロム（目安量）	<u>10</u> × 0.965 = 10 µg/ 日
モリブデン（推奨量）	<u>25</u> × 0.965 = 24 µg/ 日　　<u>　</u>：食事摂取基準 2020 の値

ここで計算したエネルギーと栄養素量が，食事設計（献立作成など）のための給与目標量になります。

⑥ 給与目標量におけるたんぱく質，脂質，炭水化物の量の計算

たんぱく質は 1 g＝4 kcal，脂質は 1 g＝9 kcal，炭水化物は 1 g＝4 kcal です。アルコールは 1 g＝7.1 kcal です。

各栄養素のエネルギー比率は，脂質は 1 歳以上が 20〜30％，炭水化物は 1 歳以上が 50〜60％，たんぱく質は 1〜49 歳が 13〜20％，50 歳以上が 14〜20％です。

推定エネルギー必要量が 1,930 kcal の A さんの場合，次のようになります

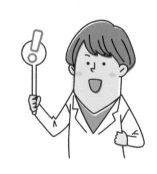

アルコール（飲料）もエネルギーになります。1 g は 7.1 kcal です。ゼロではありません。

◆たんぱく質（g/ 日）

下限：1,930 kcal × 13％ ÷ 100％ ÷ 4 kcal = 63 g/ 日
上限：1,930 kcal × 20％ ÷ 100％ ÷ 4 kcal = 97 g/ 日

◆脂　質（g/ 日）

下限：1,930 kcal × 20％ ÷ 100％ ÷ 9 kcal = 43 g/ 日
上限：1,930 kcal × 30％ ÷ 100％ ÷ 9 kcal = 64 g/ 日

◆炭水化物（g/ 日）

下限：1,930 kcal × 50％ ÷ 100％ ÷ 4 kcal = 241 g/ 日
上限：1,930 kcal × 60％ ÷ 100％ ÷ 4 kcal = 290 g/ 日

4. 食事摂取基準を使って給与目標量を算出

表2.7 は，食事摂取基準から給与目標量を算出するための表です。1〜5 に対象者の食事を考えるうえで必要あるいは参考となる情報を記載し，6 の表で計算します。A は喫食者（自分）が該当する食事摂取基準の指標の名称，B は，その値，C は対象者の給与目標量計算をする計算式，D は C の計算結果であり，喫食者（自分）の推定給与目標量です。学習では，A，B，C を記入することで調理学では理解を深めます。給食経営管理実習などでは，

計算式を組み込んでおき，Ｄの値がすぐに計算できるようにしましょう。

［表**2.7**］食事摂取基準から給与目標量を算出するための表

食事摂取基準を基本とした給与目標量

1 学籍番号　　　　　　　　　　　氏名

2 身長（cm）　　　　　　　　　　体重（kg）　　　　　　　　　　年齢（現在）

3 BMI（kg/m^2）　　　　　　計算式：　　　　　　　　　　計算したBMI　　　　　（kg/m^2）

4 出身地（いちばん長く暮らした都市）

5 日本人の食事摂取基準2020年版の選択した年齢と性別

6 推定給与目標量計算表

			A 食事摂取基準の指標の名称	B 値	C 計算式	D 自分の給与目標量	E 単位
エネルギー		kcal	推定必要量				kcal
たんぱく質	下限	%	目標量	13		13	%
たんぱく質	上限	%	目標量	20		20	%
たんぱく質	下限	g					g
たんぱく質	上限	g					g
脂質	下限	%	目標量	20		20	%
脂質	上限	%	目標量	30		30	%
脂質	下限	g					g
脂質	上限	g					g
炭水化物	下限	%	目標量	50		50	%
炭水化物	上限	%	目標量	65		65	%
炭水化物	下限	g					g
炭水化物	上限	g					g
食物繊維		g	目標量				g
ビタミン							
ビタミンA		μgRAE	推奨量				μgRAE
ビタミンA		μgRAE	耐容上限量				μgRAE
ビタミンD		μg	目安量				μg
ビタミンD		μg	耐容上限量				μg
ビタミンE		mg	目安量				mg
ビタミンE		mg	耐容上限量				mg
ビタミンK		μg	目安量				μg
ビタミンB$_1$		mg	推奨量				mg
ビタミンB$_2$		mg	推奨量				mg

（つづく）

		A 食事摂取基準の指標の名称	B 値	C 計算式	D 自分の給与目標量	E 単位
ナイアシン	mgNE	推奨量				mgNE
ナイアシン	mgNE	耐容上限量				mgNE
ビタミンB₆	mg	推奨量				mg
ビタミンB₆	mg	耐容上限量				mg
ビタミンB₁₂	μg	推奨量				μg
葉酸	μg	推奨量				μg
葉酸	μg	耐容上限量				μg
パントテン酸	mg	目安量				mg
ビオチン	μg	目安量				μg
ビタミンC	mg	推奨量				mg
無機質						
食塩相当量	g	目標量				g
カリウム	mg	目安量				mg
カルシウム	mg	推奨量				mg
カルシウム	mg	耐容上限量				mg
マグネシウム	mg	推奨量				mg
リン	mg	目安量				mg
リン	mg	耐容上限量				mg
鉄	mg	推奨量				mg
鉄	mg	耐容上限量				mg
亜鉛	mg	推奨量				mg
亜鉛	mg	耐容上限量				mg
銅	mg	推奨量				mg
マンガン	mg	目安量				mg
マンガン	mg	耐容上限量				mg
ヨウ素	μg	推奨量				μg
ヨウ素	μg	耐容上限量				μg
セレン	μg	推奨量				μg
セレン	μg	耐容上限量				μg
クロム	μg	目安量				μg
クロム	μg	耐容上限量				μg
モリブデン	μg	推奨量				μg
モリブデン	μg	耐容上限量				μg

2.3 栄養計算を行う前に理解しておくべきこと

1. 栄養計算とは

栄養計算は，料理や食事内容のエネルギーや栄養素量を算出する計算です。栄養計算の目的は，

① 献立のエネルギーや栄養素量の評価

② 料理の栄養表示

③ 摂取栄養量の把握（栄養価アドバイスを行う対象者，国民健康・栄養調査など）です。

料理や食事の正確なエネルギーや栄養素は，食品の成分を分析するとわかりますが，時間と費用がかかります。そこで「標準的な成分値が収載されている最新の食品成分表」を使って，できるだけ正確に栄養計算を行うことが合理的です。

2. 調理に関する質量（重さ）を知っておく

調理に関する手順を考えてみましょう。この手順には3つの質量が存在します（**図2.5**）。

①レシピ質量（調理前の可食部質量）：**手順1**
②購入質量（レシピ質量＋廃棄部位質量）：**手順3**
③調理後質量（調理により増減した質量）：**手順2**

栄養計算は，喫食する食事の評価なので，計算に使う質量は③調理後質量であり調理後

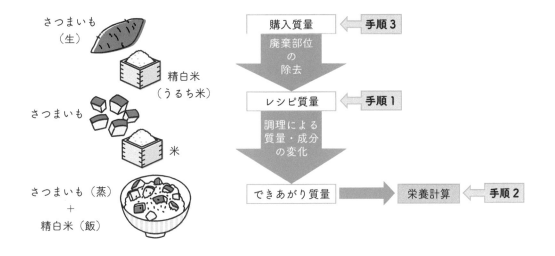

［**図2.5**］**調理に関する3つの質量**（重さ）**と考える手順**

の成分値です。よって，3つの質量（重さ）は，同じ食材ではない場合があります。図に示したさつまいもご飯についてみると，①と②の食品は「さつまいも（生）」と「精白米」，③の食品は「さつまいも（蒸）」と「飯」です。混合だしは，①と②の食品は「かつお節」と「昆布」，③の食品は（かつお節と昆布でとった）「混合だし」になります。

3. 栄養計算のための質量変換表

栄養計算では，調理後の食品やその質量を使います。それは調理による成分の損失や増加を考慮した栄養計算ができ，実際の提供量に近い値になるからです。

調理後の質量は，みなさんが調理した結果の質量ではありません。前述したように成分表の調理による重量変化率の値を使って計算します。**表2.8**に栄養計算に関する質量の違いを理解するための表を示します。**表2.9**はその活用例になります（**表2.8**，**表2.9**は講談社サイエンティフィック本書籍紹介HPにてダウンロード可）。

表の活用方法は次のとおりです。

1. ピンク部分に1人分のレシピから，食品と質量を記入します。
2. 黄色部分に栄養計算のための食品と質量を記入します。
3. 水色部分に購入量のための食品と質量を記入します。
4. 緑部分で購入量を計算します。

この表に必要な情報を記入すると，食品が状況により食品名や食品番号が変わることや，質量が変わることが理解できます。

青文字と赤文字は，栄養計算のための食品と購入する食品の食品名と食品番号が異なっているものです。

では栄養計算に関係する部分（黄色）を詳しく見てみましょう。

食品名（D）：栄養計算を行うための食品を成分表から選択します。記載する食品名は調理後の食品名になります。

食品番号（E）：食品名（D）で選んだ食品の「食品成分表の食品番号」を記載します。水は「成分表2020（八訂）」の水道水の無機質の値（全国平均）を使います。

重量変化率（F）：食品成分表の重量変化率を調べて記入します。重量変化率表に値がない場合は100%とし，100を記入します。

摂取質量（栄養計算のための質量）（G）：レシピ質量（B）と重量変化率（F）を使って計算します。

摂取質量（G）＝レシピ質量（B）× 重量変化率（F）÷100

※Gに計算式を入れておくと便利

栄養計算では，Eの食品番号を選び，摂取質量（G）で計算すると，摂取栄養量に近い値を計算することができます。

次に購入に関係する部分（水色）を詳しく見てみましょう。

購入食品名（H）：「調理のための項目」Aのレシピの食品名を記載します。

購入する食品の食品番号（I）：購入食品名（H）で選んだ食品の「食品成分表の食品番号」を記載します。

廃棄率（J）：購入する食品名と食品番号（H,I）で調べた食品に廃棄率があれば記入します。

購入量（K）：廃棄率（J）を使って購入量を計算します。

　購入量（K）＝レシピ質量（B）÷（100％－廃棄率）×100

　　※Kに計算式を入れておくと便利

　Kの量がわかれば，その量に人数を乗じると人数分の食品が必要量そろいます。

【例】さつまいも（廃棄率は2％，レシピ質量は60g）

　購入量＝60÷（100－2％）×100＝61.2≒　61g

[表**2.8**] **栄養計算のための質量変換表**

調理のための項目（レシピ）			栄養計算のための項目				購入のための項目				購入量		
A	B	C	D	E	F	G	H	I	J	K	L	M	N
レシピの材料名	調理に使う質量	目安単位	食品成分表の食品名	食品番号	重量変化率	質量	購入食品名	購入食品の食品番号	廃棄率	必要量（購入量）	人数	必要量（購入量）	目安単位
	g					0 g				0 g		0 g	
	g					0 g				0 g		0 g	
	g					0 g				0 g		0 g	
	g					0 g				0 g		0 g	
	g					0 g				0 g		0 g	
	g					0 g				0 g		0 g	

・赤字には計算式が入っています。
・目安単位は家庭では便利です。各社の成分表の各食品の備考欄や本書（114ページ）の質量表を使いましょう。

[表**2.9**] **栄養計算のための質量変換表**（活用例）

調理のための項目（レシピ）			栄養計算のための項目				購入のための項目				購入量		
A	B	C	D	E	F	G	H	I	J	K	L	M	N
レシピの材料名	調理に使う質量	目安単位	食品成分表の食品名	食品番号	重量変化率	質量	購入食品名	購入食品の食品番号	廃棄率	必要量（購入量）	人数	必要量（購入量）	目安単位
【主食】さつまいもご飯													
さつまいも	60 g		さつまいも 皮付き 蒸	02046	99	59.4 g	さつまいも 皮付き 生	02045	2	60.6 g	5	303 g	
米	80 g		精白米 飯	01088	210	168 g	精白米 うるち米	01083	0	80 g	5	400 g	
みりん	5 g	1t弱	本みりん	16025	100	5 g	本みりん	16025	0	5 g	5	25 g	
水	120 g		水		0	120 g	水		0	120 g	5	600 g	
洗いごま（黒）	0.6 g		ごま 乾	05017	100	0.6 g	ごま 乾	05017	0	0.6 g	5	3 g	
【汁】鶏ささみのお吸い物													
とりささみ（水晶鶏）	20 g		若鶏肉 ささみ ゆで	11229	76	15.2 g	若鶏肉 ささみ 生	11227	5	21.1 g	5	105 g	
塩	0.1 g		食塩	17012	100	0.1 g	食塩	17012	0	0.1 g	5	0.5 g	
酒	0.3 g		料理酒	17138	100	0.3 g	料理酒	17138	0	0.3 g	5	1.5 g	
片栗粉	0.2 g		じゃがいもでん粉	02034	100	0.2 g	じゃがいもでん粉	02034	0	0.2 g	5	1 g	
花麩	1 個		焼き麩 釜焼き麩	01066	100	1 g	焼き麩 釜焼き麩	01066	0	1 g	5	5 g	
みりん	1 g		本みりん	16025	100	1 g	本みりん	16025	0	1 g	6	6 g	
淡口しょう油	0.1 g		うすくちしょうゆ	17008	100	0.1 g	うすくちしょうゆ	17008	0	0.1 g	5	0.5 g	
貝割れ大根	0.4 g	約2本	かいわれだいこん 生	06128	100	0.4 g	かいわれだいこん 生	06128	0	0.4 g	5	2 g	
だし（昆布1％，かつお節1％）	150 g		昆布だし 水だし	17020	11	17 g	まこんぶ 素干し	09017	0	1.5 g	5	7.5 g	
			かつおだし 荒節	17019	11	17 g	かつお節 乾	10092	0	1.5 g	5	7.5 g	
塩	1 g		食塩	17012	100	1 g	食塩	17012	0	1 g	5	5 g	
淡口しょう油	5 g	1t弱	うすくちしょうゆ	17008	100	5 g	うすくちしょうゆ	17008	0	5 g	5	25 g	

購入する食品（H）を購入量（K）だけ用意すると，レシピ質量（B）を用意でき，1人分の料理をすることができます。

では，より理解を深めるため，
次の演習問題を解いてみましょう。

【演習問題2-3】

次の和食と洋食レシピを表2.8の栄養計算のための質量変換表に当てはめてみましょう。料理に用いる食品名は講談社サイエンティフィク本書籍紹介HPに掲載している質量変換表に記載しています。

和食：赤飯，あさりの味噌汁
　　　鯖の味噌煮，茶碗蒸し
　　　いんげんのごま和え
　　　トマトのマリネ・カッテージ
　　　　チーズ和え
　　　ほうじ茶

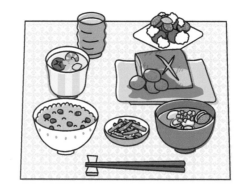

洋食：ごはん，コーンポタージュ
　　　ハンバーグステーキ・トマト
　　　　ソース
　　　野菜サラダ・ビネグレット
　　　　ソース
　　　ストロベリーショートケーキ
　　　紅茶

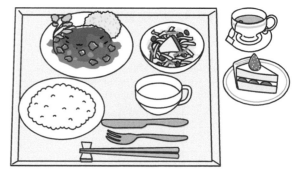

【解答】

講談社サイエンティフィク本書籍紹介HPに掲載

4. 栄養計算でおさえておきたいポイント

栄養計算では，レシピの食品，使用する成分表の食品を一致させましょう。ここでは栄養計算においてきちんと理解しておきたい食品選択について解説します。

(1) 細分化された食品の活用

成分表では，食品の流通状況などから細分化が必要と判断した食品は，細分化されています。細分化した食品は，成分に相違がある場合がほとんどなので，対応する食品を選択しましょう。事例をあげて説明します。

① 食パンとクロワッサンの選択

成分表2020の食パンは9食品が収載されています（**図2.6**）。角形食パンは通常の食パン，焼きはトースト，耳を除いたものはサンドイッチ用，耳，リーンタイプはフランスパン生地の食パン，リッチタイプは高級食パン，山形食パンは蓋をしない型で焼いたパンです。

クロワッサンも成分表2020では2食品が収載されています。成分表2015で収載されていたクロワッサンは，リッチタイプ（パン専門店で販売されている商品），新規収載食品はレギュラータイプ（給食で利用，数個まとめて袋に入って販売されている商品）です（**図1.4**（4ページ）参照）。

各食品の成分には相違があるので，食べる食品（購入する商品）を確認して成分表から選択しましょう。なお，食塩相当量は1.1〜1.3 g（/100 g）です。食塩の摂取量を把握することが重要なので，食べる食品（購入する商品）の栄養成分表示を利用しましょう。

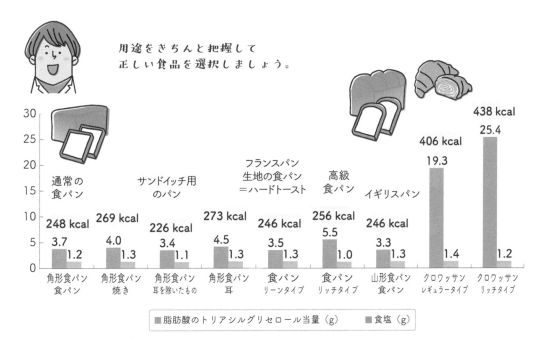

用途をきちんと把握して
正しい食品を選択しましょう。

■脂肪酸のトリアシルグリセロール当量（g）　■食塩（g）

[**図2.6**] 食パンの脂肪酸のトリアシルグリセロール当量, 食塩, エネルギー（/100 g）

② カップ麺は食べ方の違いで選択

　カップ麺は出来上がり全体とスープを残した麺だけが収載されています（**図2.7**）。

　麺だけ食べても食塩を摂取してしまうことがわかります。一方，スープを残すことは，スープの食塩を摂取しないという意味があります。

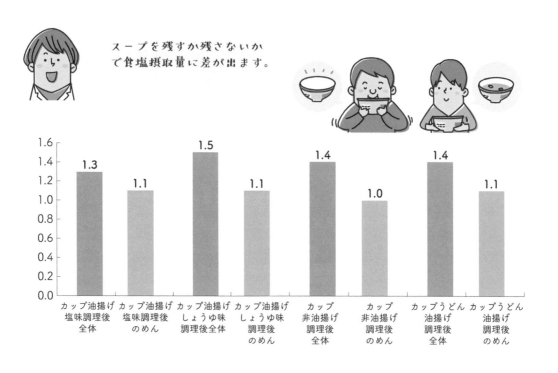

[図**2.7**] **カップ麺**（調理後全体とスープを残した場合）**の食塩相当量**（g/100 g）

③ 魚類は品種の相違により選択

　魚類は品種により細分化されています。図**2.8**にさけ・ます類のアミノ酸組成によるたんぱく質，脂肪酸のトリアシルグリセロール当量およびエネルギー量を示しました。たんぱく質は16.2〜18.9 g（/100 g）と差が少ないですが，脂質は3.7〜15.7 g（/100 g），エネルギーは116〜223 kcal（/100 g）と，差が大きいことがわかります。これらのことからも栄養計算に使った食品と発注した食品が合致していることが重要です。

④ 魚類の生育環境や収穫時期による選択

　魚類は飼育環境（天然や養殖）や収穫時期（春獲りや秋獲り）により成分（脂質や脂溶性成分）に相違があります（**図2.9**，**図2.10**）。養殖物は天然物に比べて脂質や脂溶性成分を多く含有し，また産卵期も脂質や脂溶性成分を多く含有します。

さけ・ます類は脂質やエネルギーに差があるので
使用した魚をきちんと把握しておきましょう。

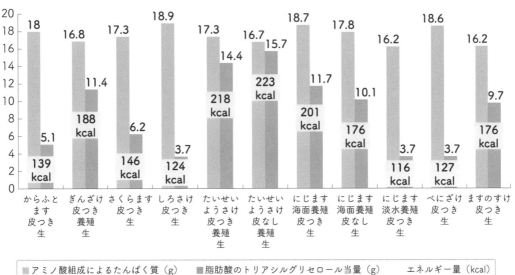

［図2.8］ さけ・ます類のアミノ酸組成によるたんぱく質, 脂肪酸のトリアシルグリセロール当量,
エネルギー量（/100 g）

養殖物は天然物より
脂質が多いです。

産卵期の秋は脂質が
多いです。

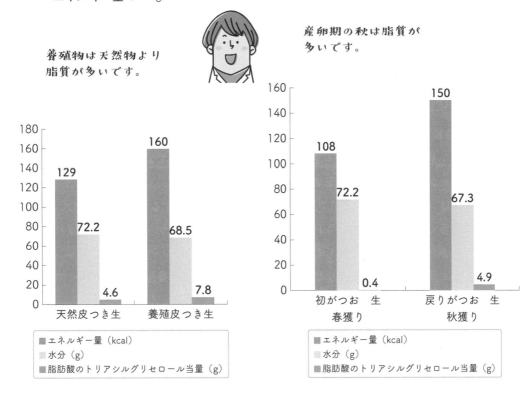

［図2.9］ まだいの天然と養殖の相違（/100 g）　　［図2.10］ かつおの収穫時期による相違（/100 g）

第2章 食品成分表を使って栄養計算をしてみよう！

成分表の「さけ・ます類」の「さけ」と「ます」

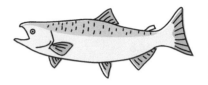

「さけ」と「ます」に生物学的に明確な区分は
ありません。一般に日本で食用とされている「さ
け・ます類」は，天然物のからふとます，ぎん
ざけ，さくらます，しろさけ，べにざけ，ますのすけ（キングサーモン），にじま
すと，海外の養殖物のたいせいようさけ（アトランティックサーモン）になります。
べにざけのように身が赤いものがありますが，いずれも白身魚に分類されます。オ
キアミなどアスタキサンチンを含む餌を多く食べていると身が赤くなるとされてい
ます。各さけ・ます類の特徴を下記に記します。

からふとます：浅い川を数キロしか遡上しないので脂肪分が少ない
です。魚体が小型のため主にさけ缶の原料とされています。

ぎんざけ：日本には天然物は棲息していません。市場に出回って
いるものはチリ産の養殖物がほとんどですが，三陸（宮城県）の
養殖物もあります。主にコンビニエンスストアのおにぎりの具や
1年を通してスーパーマーケットの店頭に並ぶ切り身として用いら
れます。

さくらます：桜の咲く時期に河川に遡上するのでその名があり，
一般の「ます」をさします。富山県名産の「鱒ずし」に用いら
れます。

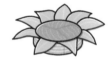

しろさけ：一般の「鮭」をさします。個体の年齢や特徴，収穫時期などで「鮭」の
ほか，「時鮭」「秋鮭」「鮭児」などの多数の呼び名があります。

べにざけ：身が紅色で，さけ・ます類のなかでも味が濃厚でおいしいとされていま
す。スモークサーモンにも加工されます。

ますのすけ（キングサーモン）：数百キロの壮大な遡上をするため，魚体が大きく，
脂肪分を多く蓄えています。さけ・ます類の王様（キングサーモン）と呼ばれていま
す。さまざまな調理法で楽しむことができます。

にじます：淡水養殖で育てた小型で身が白いものと，海面養殖し巨大化させて身を
赤くしたトラウトサーモンの2種類があります。

たいせいようさけ（アトランティックサーモン）：一般に「サーモン」をさします。
海外から海面養殖物として輸入され，店頭に並んでいます。

コラム

魚類の「天然と養殖」「収穫時期」の違い

◆天然と養殖

【まだい】（図2.9）

天然物

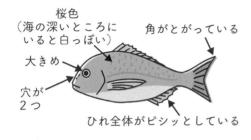

桜色
（海の深いところに
いると白っぽい）

角がとがっている

大きめ

穴が
2つ

ひれ全体がピシッとしている

養殖物

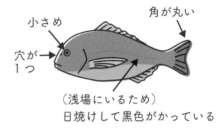

小さめ

角が丸い

穴が
1つ

（浅場にいるため）
日焼けして黒色がかっている

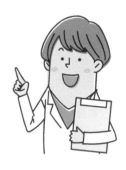

魚体サイズによって呼称が変わる「ぶり」は外見から天
然物と養殖物を区別するのは極めて困難です。ですか
ら，購入先で魚の素性をきちんと聞いておきましょう。

◆収穫時期

【かつお】（図2.10）

初がつお（春獲り）：旬は4～6月頃

育ち盛りなので細身
透明感のある赤身。さっぱりした味

戻りがつお（秋獲り）：旬は9月

餌をたくさん食べて栄養をとっている
ので丸々太っている
脂がのっているので深みのある赤身。
もっちりして味が濃い

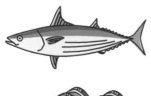

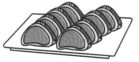

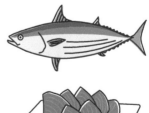

⑤ 肉類の選択

　牛肉（畜肉類　うし）は［和牛肉］［乳用肥育牛肉］［交雑牛肉］［輸入牛肉］［子牛肉］，豚肉（畜肉類　ぶた）は［大型種肉］［中型種肉］，鶏肉（鳥肉類　にわとり）は「親」「若どり」に区分されています（**表2.10**）。常用されている牛肉は［乳用肥育牛肉］［輸入牛肉］，豚肉は［大型種肉］，鶏肉は「若どり」です。

　和牛はブランド牛（銘柄牛），豚肉の中型種は黒豚，鶏の親は産卵率の低下した産卵鶏（廃鶏）です。なお，魚介類以外の動物性食品（くじら，昆虫など）は肉類に所属しています。

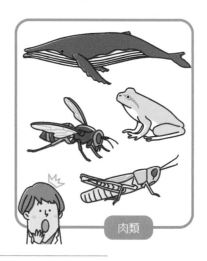

くじら，かえる，いなご，ばちは肉類になります。

肉類

[表**2.10**] 肉類の食品表示と食品成分表における食品名

	一般の食品表示	「食品成分表」での食品名
牛肉	黒毛和牛・ブランド牛（銘柄牛）	うし［和牛肉］
	国産牛	**うし［乳用肥育牛肉］**
	交雑種牛（F1）*¹	うし［交雑牛肉］
	アメリカ産牛肉	**うし［輸入牛肉］**
	オーストラリア産牛肉	**うし［輸入牛肉］**
豚肉	一般に流通している豚肉	**ぶた［大型種肉］**
	バークシャー種（市販通称名：黒豚）	ぶた［中型種肉］
鶏肉	一般に流通している鶏肉（ブロイラー・地鶏）	**にわとり［若どり*²］**

＊1　F1とは一代雑種肉を意味する。和牛（雄）と乳牛（雌）の交雑により産まれた雄牛肉
＊2　若どりのほかに「親」が収載されている。産卵率の低下した産卵鶏（廃鶏）

　栄養計算には，牛肉は［乳用肥育牛肉］［輸入牛肉］，豚肉は［大型種肉］，鶏肉は「若どり」を使うのが一般的です。

⑥ 肉類の販売形態による成分の相違

　肉類は部位別に区分し，さらに販売形態や利用形態で収載されています（**図2.11**）。脂身つき，皮下脂肪なし，赤肉，脂身の4食品です。成分表2020では，試料として脂身つきを購入し，調理ばさみなどで赤肉と脂身を区分し質量を測定します。食品分析試料は赤肉と脂身です。これらの成分と，脂身つきの赤肉の脂身の質量比率から脂身つきの収載成分を計算しています。

　皮下脂肪なしは，脂身つきを購入し，皮下脂肪を除去した食品（調理するときに脂身を

除去することを想定した食品）です。この皮下脂肪なしについても，赤肉の脂身の質量比率を算出，脂身つきと同様に収載成分を計算しています。

　赤肉は栄養計算では使わない食品です。なぜなら調理ばさみを駆使してまで赤肉だけを分けることはないからです。よく使う肉は，赤肉と脂身の質量比率を測定し，成分表の両者の成分値から独自の食品の成分値を計算することができます。

　表2.11に豚大型種ロースのエネルギー，水分，アミノ酸組成によるたんぱく質，脂肪酸のトリアシルグリセロール当量（/100 g）を示しました。脂身を除く食品は，水分やアミノ酸組成によるたんぱく質は類似しており，脂身が特異的な食品であることなどがわかります。

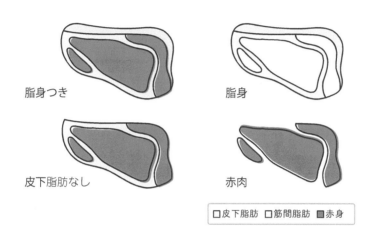

脂身つき　　　　　　　　　脂身

皮下脂肪なし　　　　　　　赤肉

□皮下脂肪　□筋間脂肪　■赤身

［図2.11］肉類の販売および調理形態

［表2.11］豚大型種ロースのエネルギー，水分，アミノ酸組成によるたんぱく質，脂肪酸のトリアシルグリセロール当量（/100 g）

食品名	エネルギー（kcal）	水分（g）	アミノ酸組成によるたんぱく質（g）	トリアシルグリセロール当量（g）
ロース　脂身つき　生	248	60.4	17.2	18.5
ロース　皮下脂肪なし　生	190	65.7	(18.4)	11.3
ロース　赤肉　生	140	70.3	19.7	5.1
ロース　脂身　生	695	18.3	5.3	74.9

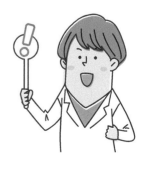

食品成分表には牛，豚のひき肉は［ひき肉］，鶏のひき肉は［二次品目］として掲載されています。ひき肉は精肉店がその店で選択した部位を使っています。正確な栄養計算をしたいときは部位を指定してひき肉にしてもらいましょう。また，合びき肉は使用する牛と豚の割合で計算しましょう。

⑦ 肉類は部位による相違にも注意

　豚肉大型種の脂身つきの部位別の主要な成分を**図2.12**に示します。ばら肉が特異的に脂肪酸のトリアシルグリセロール当量やエネルギーが高い値であることがわかります。

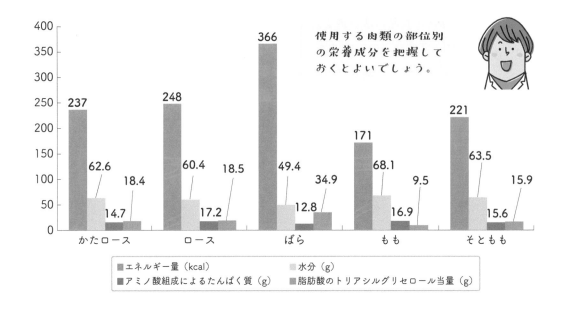

　使用する肉類の部位別
の栄養成分を把握して
おくとよいでしょう。

［図2.12］**豚肉大型種脂身つきの部位による相違**（/100 g）

コラム

豚の部位と料理方法

料理に合わせて
お肉を使い分けてね！

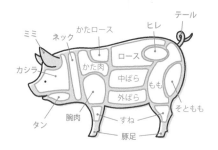

かたロース：脂身と赤身のバランスがよく，豚のうま味と食感を楽しめます。ほとんどの料理に適しますが，豚しゃぶやしょうが焼きなどの薄切りの料理に特に適しています。

ロース：きめ細かくやわらかいので，とんかつやポークソテーに適しています。ロースハムの原料でもあります。

ばら：やわらかく，脂肪が多いです。ほとんどの料理に適しています。焼き肉，焼き豚，角煮をはじめ，野菜炒め，カレーやシチューの具など幅広く利用できます。

もも：「もも」と「そともも」と2分割して使用します。前者はポークソテー，焼き豚，ボンレスハムに，後者は炒めものや煮込み料理に適しています。

ヒレ：きめ細かくやわらかで，部分肉は周辺脂肪がとり除かれた赤身になっています。ヒレカツやポークソテーに適しています。

⑧ 柑橘類の薄皮（じょうのう）の有無

柑橘類は，薄皮（じょうのう）を摂取するかどうかで食物繊維や無機質が異なります（**図2.13**）。

うんしゅうみかんは，薄皮を摂取すると食物繊維やカルシウムなどの摂取量が増加します。

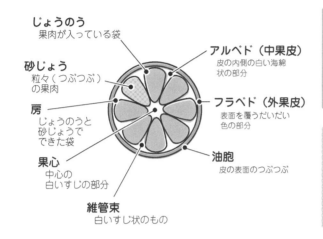

早生は10～11月に成熟する品種，普通は11～12月に成熟する品種です。早生は普通に比べて果皮等が薄く，貯蔵性が劣ります。

じょうのう
果肉が入っている袋

砂じょう
粒々（つぶつぶ）の果肉

房
じょうのうと砂じょうでできた袋

果心
中心の白いすじの部分

維管束
白いすじ状のもの

アルベド（中果皮）
皮の内側の白い海綿状の部分

フラベド（外果皮）
表面を覆うだいだい色の部分

油胞
皮の表面のつぶつぶ

じょうのう
- 廃棄率　　　20%
- エネルギー　46 kcal
- 食物繊維　　1.0 g
- カルシウム　21 mg

砂じょう
- 廃棄率　　　25%
- エネルギー　49 kcal
- 食物繊維　　0.4 g
- カルシウム　15 mg

［図**2.13**］ うんしゅうみかんの「じょうのう」と「砂じょう」（/100 g）

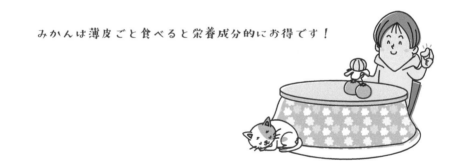

みかんは薄皮ごと食べると栄養成分的にお得です！

⑨ あんの種類が和菓子の成分に影響

1.3節2（11ページ）で説明しましたが，和菓子は，あんが「こしあん」か「つぶしあん」かで微量成分の含有量が異なります。**図2.14**に示したもなかと大福もちを見てみると，両者とも「つぶしあん」が食物繊維，カリウム，葉酸を多く含有していることがわかります。どちらでもよい場合は「つぶしあん」を選択したほうが栄養素の摂取としてはお得です。

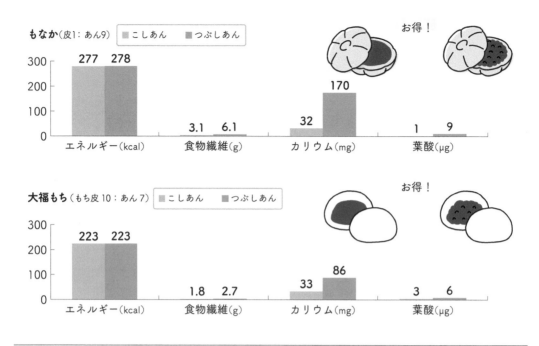

[図**2.14**] もなかと大福もちのあんこの栄養素の比較 (/100 g)

⑩ 大根おろしは大根おろしを選択

　大根おろしは「おろし」「おろし汁」「おろし水洗い」が収載されました（**図2.15**）。しょうがも同様に「おろし」「おろし汁」が収載されています。

　「おろし水洗い」は大根臭さをとるために，さらし布巾に包み流水で洗った食品です。

　成分表の「おろし」は生のだいこん100 gから18 gできるので，82 gがおろし汁になります。しょうがは24 gおろしができるので，76 gがおろし汁になります。おろしの出来上がり量が異なる場合は次のようにすると計算できます。

【おろしの計算方法】

① つくっただいこん「おろし」の質量を量り，おろす前のだいこんの質量を100％としたときの割合（a％）を算出する。

② つくっただいこん「おろし」の割合（a％）と食品成分表に収載されている「おろし」の割合（18％）の差を算出する。

　a％－18％＝つくっただいこん「おろし」に含まれる食品成分表に収載されている「おろし汁」の割合：b％

③ つくっただいこん「おろし」中の食品成分表に収載されている「おろし」と「おろし汁」の割合を算出する。

　18％×100 /（18％＋b％）＝つくっただいこん「おろし」中の食品成分表に収載されている「おろし」の割合：A％

b％×100/（18％＋b％）＝つくっただいこん「おろし」中の食品成分表に収
載されている「おろし汁」の割合：B％

④ つくっただいこん「おろし」100gの推定成分値を算出する：

つくっただいこん「おろし」100gの推定成分値＝
食品成分表の「おろし」の成分値×A％/100＋「おろし汁」の成分値
×B％/100

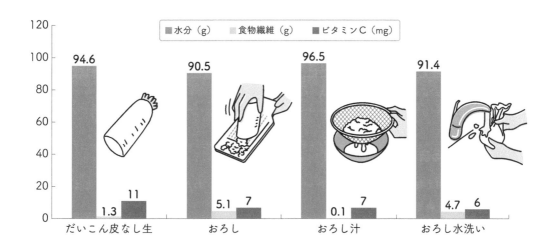

［図2.15］だいこん生，おろし，おろし汁，おろし水洗いの栄養素の比較（/100g）

（2）調理した食品は調理後の収載値を栄養計算に使用
① 成分表に調理後食品が収載されている場合

調理した食品は「調理した食品の成分値」と「調理後質量」を用いた次式で栄養計算を
しましょう。

調理後の成分値＝レシピ質量（g）×調理した食品の成分値（例：飯の成分値/100g）
×重量変化率（例：飯の重量変化率210％）÷100％

調理した食品の成分値（例：飯の成分値/100g）×重量変化率（例：飯の重量変化率
210％）は『「生100g」の調理後質量当たりの成分値』になります。これをあらかじめ登
録しておくと容易に栄養計算ができます。この場合の廃棄率は，生の値を入力しておくと，
発注量の計算も同時にできるので便利です。登録した「生100gの調理後（飯）質量当た
りの成分値（A）」とレシピ質量を使うと，レシピ質量当たりの調理後の成分値が計算で
きます。

② 成分表に調理後食品が収載されていない場合

調理後食品が収載されていない場合は次式で栄養計算をしましょう。計算した結果は登録しておきましょう。

> 調理後の成分値＝調理前の成分値（生100ｇ当たり）×調理による成分変化率区分
> 別一覧の「該当する区分」の「各成分の変化率」÷100

③ 調理済み流通食品類（そう菜）を利用する場合

成分表2020には50食品の調理済み流通食品類（そう菜）が収載されています。栄養成分表などに栄養計算したいすべての成分の記載がない市販のそう菜品は，これらの値を利用しましょう（**表2.12**）。各食品群には，その食品群の食品を主原料とする料理が掲載されているので，それも利用しましょう（**表2.13**）。

［表**2.12**］50食品の調理済み流通食品類（そう菜）

和風料理	〔和え物類〕青菜の白和え，いんげんのごま和え，わかめとねぎの酢みそ和え
	〔汁物類〕とん汁
	〔酢の物類〕紅白なます
	〔煮物類〕卯の花いり，親子丼の具，牛飯の具，切り干し大根の煮物，きんぴらごぼう，ぜんまいのいため煮，筑前煮，肉じゃが，ひじきのいため煮
	〔その他〕アジの南蛮漬け，松前漬け
洋風料理	〔カレー類〕チキンカレー，ビーフカレー，ポークカレー
	〔コロッケ類〕*カニクリームコロッケ，コーンクリームコロッケ，ポテトコロッケ
	〔シチュー類〕チキンシチュー，ビーフシチュー
	〔素揚げ類〕ミートボール
	〔スープ類〕かぼちゃのクリームスープ，コーンクリームスープ
	〔ハンバーグステーキ類〕合いびきハンバーグ，チキンハンバーグ，豆腐ハンバーグ
	〔フライ類〕*いかフライ，えびフライ，白身フライ，メンチカツ
	〔その他〕えびピラフ，えびグラタン
中国料理	〔点心類〕ぎょうざ，しゅうまい，中華ちまき
	〔菜類〕酢豚，八宝菜，麻婆豆腐
韓国料理	〔和え物類〕もやしのナムル

＊フライ用冷凍食品を含む

成分表増補2023には新たに「（冷凍）」のお好み焼き，かきフライ，チャーハン，鶏唐揚げ，春巻きが収載されています。

[表**2.13**] 各食品群の主な料理

穀類	おにぎり，焼きおにぎり，赤飯，コーンフレーク プレミックス粉天ぷら用バッター揚げ（揚げ玉，天かす）
豆類の煮豆	うずら豆（いんげん）　うぐいす豆（えんどう） おたふく豆（そらまめ）　ぶどう豆（大豆）
卵類	たまご豆腐，厚焼きたまご，だし巻きたまご

（3）オリジナル食品の登録

　成分表2020の収載値は工夫して利用すると，摂取している栄養量に近似する栄養計算が可能になります。

① 給食施設の廃棄率の調査とその結果の登録

　成分表の廃棄率は，前述したとおり10％未満は整数，10％以上は5の倍数（10，15，20……）になっています。食品の廃棄率は，廃棄部位，食品の大きさ，調理器具，調理技術などにより異なります。常用する食品の廃棄率は各調理現場で調査し，その値を用いましょう。成分表の廃棄率を調査結果の廃棄率に置き換えて登録しましょう。

② 栄養成分表示の利用

　減塩に配慮した食パンなどが販売されています。商品の栄養成分表示の食塩相当量が成分表の値よりも低い場合はその値を栄養計算に使いましょう。成分表の食塩相当量を利用する商品の栄養成分表示の値に置き換えて登録しましょう。

③ 部分割合から計算できる食品は利用している食品の質量から成分を算出

　あんパン，チョコパン，アップルパイ，ショートケーキなどは，商品により部分割合が異なります。よく利用している商品の部分割合を測定し，各部分の成分値を成分表から選択します。次の手順で商品成分値を計算することができます。この値を登録して栄養計算に使いましょう。

【オリジナルあんパンの計算手順】

① あんとパンに分けて重さを量る。

② あんとパンの部分割合を計算する。（例：あん50％，パン50％）

③ 成分表から区分の食品の成分値を計算する。

　あんは豆類の「こし練りあん」あるいは「つぶし練りあん」

　パンは菓子類の「菓子パンあんなし」

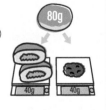

④ ②と③からオリジナルあんパンの部分別の成分値を計算する。

　成分A×部分割合÷100＝オリジナルあんパンの部分Aの成分量

⑤ ④の結果を成分別に合計し，オリジナルあんパンの100g当たりの成分値を算出する。

④ だしの成分値の登録

　だしは，抽出する水に対する食品の濃度が食品群別留意点や調理方法の概要表に記載されています。たとえば「昆布だし」は昆布を3％使っています。使用する昆布が1％であれば，エネルギーおよび水分以外の各成分量は1/3です。その値を算出し，66 g（100 gの2/3）を水分に加算しましょう。この値を登録し，栄養計算に使います。昆布に含まれるヨウ素は，食事摂取基準に耐容上限量が定められているので，この計算は必要です。

⑤ 調理後の成分値が収載されていない食品の成分値の計算と登録 94ページ参照

⑥ 玄米飯などの食物繊維の推定，パン類の食物繊維の推定

　成分表では，前述したように食物繊維は2つの分析方法が1行に収載されています。AOAC.2011.25法の値はプロスキー変法の値よりも正確な値です。主食の飯やパン類では両者の値が混在しているので，栄養計算ではプロスキー変法の値からAC.2011.25法の値を推計することも一考です。飯については29，30ページに記載しているので，ここにはパンの推定計算方法と推定食物繊維量（**表2.14**）を記載します。

【パンの推定計算方法】

角形食パンの食物繊維は

　プロスキー変法2.2 g/100 g，AOAC.2011.25法4.2 g/100 g

食パン類のAOAC.2011.25法の値を推定する式の提案

　プロスキー変法の食物繊維2.2 g：AOAC.2011.25法の推定食物繊維4.2 g

　　　　　　　　　　　＝対象食品のプロスキー変法の食物繊維A：

　　　　　　　　　　　AOAC.2011.25法の推定食物繊維×g

　AOAC.2011.25法の推定食物繊維＝プロスキー変法の食物繊維×4.2 g÷2.2 g

　　　　　　　　　　　＝プロスキー変法の食物繊維×1.9

［表**2.14**］パン類の食物繊維（g）

食品名	エネルギー（kcal）	食物繊維総量*（g）	推定AOAC2011.25法による食物繊維（g）
角形食パン　食パン	248	4.2	
角形食パン　焼き	269	4.6	
角形食パン　耳を除いたもの	226	3.8	
角形食パン　耳	273	(4.7)	
食パン　リーンタイプ	246	(2.0)	3.8
食パン　リッチタイプ	256	(1.7)	3.2
山形食パン　食パン	246	(1.8)	3.4
コッペパン	259	3.9	
バンズ	274	4.2	

食品名	エネルギー（kcal）	食物繊維総量*（g）	推定AOAC2011.25法による食物繊維（g）
フランスパン	289	2.7	5.2
ライ麦パン	252	5.6	10.7
全粒粉パン	251	4.5	8.6
ぶどうパン	263	2.2	4.2
ロールパン	309	2.0	3.8
クロワッサン　レギュラータイプ	406	(1.9)	3.6
クロワッサン　リッチタイプ	438	1.8	3.4
くるみパン	292	(2.4)	4.6
イングリッシュマフィン	224	1.2	2.3
こむぎ　ナン	257	2.0	3.8
ベーグル	270	2.5	4.8
乾パン	386	3.1	5.9

＊黒字はプロスキー変法の値，青字はAOAC2011.25法の値

⑦ 基本の調味料の食塩相当量の確認と変更

　基本の調味料（みそ，しょうゆ，ソース，ケチャップなど）は，商品の栄養成分表示があります。各商品には減塩に配慮している製品も出回っています。そこで，栄養成分表示に記載されている成分はその値を優先し，それ以外の成分量は成分表の値を活用することも一考です。

(4) 食品名索引の活用

　一般に流通している名称で見つけられないときは索引を活用しましょう。**表2.15**に探しにくい名称の例を示します。

食品名索引は，どのような食品が掲載されているのか掲載食品全体が把握できるので，一度見てみることをおすすめします。

(5) 食品の選択に迷ったときは

　食品成分表の資料には，収載している各食品の概要，分析対象食品，収載値の選択方法などが食品群別留意点として収載されています。文部科学省のWebサイトで確認できるので，食品選択の参考にしましょう。食品の選択がしやすくなります。参考までに**表2.16**に食品選択の基本となる食品を示します。

［表2.15］探しにくい食品

一般流通名	食品名
ごはん	［水稲めし］精白米　うるち米
イギリスパン	山形食パン
コーンスターチ	とうもろこしでん粉
片栗粉	じゃがいもでん紛
花豆（乾）	いんげんまめ（乾）
トマト	赤色トマト
ミニトマト	赤色ミニトマト
パプリカ	赤ピーマン，オレンジピーマン，黄ピーマン
京にんじん	きんとき
ねぎ（長ねぎ，白ねぎ）	根深ねぎ
青ねぎ	葉ねぎ
万能ねぎ	こねぎ
たくわん	だいこん　漬物　たくわん漬［注1］
みかん	うんしゅうみかん
のり	あまのり
さけ	しろさけ
キングサーモン	ますのすけ
サーモントラウト	にじます
ツナ缶	まぐろ類　缶詰　水煮，味付けまたは油漬フレーク
	かつお類　缶詰　味付けまたは油漬フレーク
花かつお	かつお類　加工品　削り節
合いびき	［注2］
コンソメ（固形）	固形ブイヨン
スープストック	洋風だし
ブイヨン	洋風だし，固形ブイヨン

注1：いぶりがっこやぬかみそ漬，守口漬，べったら漬，福神漬なども掲載
注2：成分表には掲載していないので，うし［ひき肉］と豚［ひき肉］を選択

調味料や主食となる穀類(小麦粉，パン，塩，みそ，酒)など種類が多く選択に迷う基本的な食品については次ページの表2.16にまとめました。食品選択の参考にしてみてください。

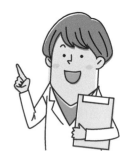

[表2.16] 食品成分表を用いた食品選択の基本

食品群	材料		食品番号	成分表の食品名	備考
1. 穀類	小麦粉		01015	〈小麦粉〉薄力粉 1等	一般市販品
	食パン		01206	〈食パン〉リーンタイプ	脂肪分が少ない。フランスパン生地のパン
			01207	〈食パン〉リッチタイプ	脂肪分が多い。高級食パンとして販売
	こめ		01083	〈水稲穀粒〉精白米 うるち米	水田で栽培される稲
			01088	〈水稲めし〉精白米 うるち米	炊飯したご飯
			01105	〈陸稲穀粒〉精白米	畑で栽培される稲。日本での生産量は1%以下
	とうもろこし*		01131	玄穀 黄色種	完熟種子。粉に加工してコーンミールなどができる
			01137	コーンフレーク	コーンミールを練って加熱圧搾したシリアル食品
2. いもおよびでん粉類	はるさめ		02039	緑豆はるさめ 乾	主原料：緑豆でん粉
			02040	普通はるさめ 乾	主原料：じゃがいもでん粉、さつまいもでん粉
3. 砂糖および甘味類	車糖		03003	上白糖	通常の砂糖（別名）ソフトシュガー
6. 野菜類	いんげんまめ		06010	さやいんげん 若ざや 生	（別名）さいとう（菜豆）、さんどまめ
	さやえんどう		06020	若ざや 生	（別名）きぬさやえんどう
	スナップえんどう		06022	若ざや 生	（別名）スナックえんどう
	グリーンピース		06023	生	（別名）みえんどう
	かぼちゃ	日本かぼちゃ	06046	果実 生	（別名）とうなす、ぼうぶら、なんきん
		西洋かぼちゃ	06048	果実 生	（別名）くりかぼちゃ
	とうもろこし*	スイートコーン	06175	未熟種子 生	とうもろこし（生鮮）
			06178	未熟種子 カーネル 冷凍	穂軸を除いた実（尖帽を除いた種子）のみ
	にんじん	にんじん	06212	根 皮つき 生	一般に用いるにんじん
		きんとき	06218	根 皮つき 生	（別名）京にんじん。晩秋から1月に出回る
	ねぎ	根深ねぎ	06226	葉 軟白 生	（別名）長ねぎ、白ねぎ
		葉ねぎ	06227	葉 生	（別名）青ねぎ
		こねぎ	06228	葉 生	万能ねぎ等を含む

（つづく）

表2.16のつづき

食品群	材料		食品番号	成分表の食品名	備考
6. 野菜類	レタス		06312	土耕栽培 結球葉 生	一般に土耕栽培。水耕栽培は記載がある場合に選択
7. 果実類	みかん		07027	じょうのう 普通 生	(別名) みかん 廃棄部位：果皮
			07029	砂じょう 普通 生	(別名) みかん 廃棄部位：果皮およびじょうのう膜
8. きのこ類	しいたけ		08039	生しいたけ 菌床栽培 生	一般に菌床。原木栽培は記載がある場合に選択
14. 油脂類	サラダ油		14006	調合油	配合割合：なたね油1、大豆油1
16. し好飲料類	さけ		16001	清酒 普通酒	(別名) 日本酒。調味料としても使用
	みりん		16023	合成清酒	清酒の代用として利用
			16025	みりん 本みりん	アルコールを含む、料理に適した調味料
17. 調味料および香辛料類	しょうゆ		17007	こいくちしょうゆ	
	塩		17012	食塩	一般に使用する食塩。塩化ナトリウム含量99%以上
			17013	並塩	漬物(味に深みを出すもの)に使用。塩化ナトリウム含量95%以上
			17014	精製塩 家庭用	味をすっきりさせたいときに使用。塩化ナトリウム含量99.5%以上
	酢		17015	穀物酢	一般的な酢料理に使用
			17016	米酢	酢飯などに使用
	みそ	米みそ	17044	甘みそ	西京みそ、関西白みそ、讃岐みそ、江戸甘みそ
			17045	淡色辛みそ	信州みそ
			17046	赤色辛みそ	津軽みそ、仙台みそ、越後みそ
		麦みそ	17047	麦みそ	田舎みそ
		豆みそ	17048	豆みそ	東海豆みそ、名古屋みそ、八丁みそ
	みりん		17054	みりん風調味料	糖分が多く、アルコールをほとんど含まない。食塩(0.2%)を含む
	さけ		17138	料理酒	食塩(2.2%)や酢などを添加した清酒風味の調味料

*緑字、青字、オレンジ字の材料は2つの食品群に属している。とうもろこしは穀類、野菜類の食品群に掲載している。このほかにも「だいず(豆類)」と「えだまめ(野菜類)」がある。

[藤原政嘉ほか、献立作成の基本と実践 第2版、表3.6、p.45、講談社 (2023) をもとに一部改変]

料理に使用する酒やみりんは，風味，成分，価格に特徴があるので，用途に合ったものを使用しましょう。

ドレッシングなど選択に迷うものは，購入した原材料をよく読んで，収載食品から選択しましょう。

（6）水道水の無機質の活用

　水道水に含まれるカルシウム量は無視できません（58ページ参照）。成分表の地域別の収載値，あるいは給食施設の水を提供している浄水場からデータを入手して栄養計算では加算しましょう。なぜなら，成分表の調理は水道水からカルシウムを排除したイオン交換水を用いているからです。

（7）栄養計算でこれまで行ってきた重要事項を栄養チームとして確認し，共通認識としておく

　栄養計算の注意事項は，ともに働くチームメンバーで共通の認識をしておく必要があります。一般的な留意点を次に記します。

【栄養計算の主要な留意点】

1. 主食：調理後の食品を使う
2. 主菜と副菜：
   - 摂取する食品と成分表の食品を合致させる
   - 魚は天然か養殖か，品種（例；さけ・ます類）は何かを確認する
   - 牛肉は乳用肥育あるいは輸入牛，豚肉は大型種，鶏肉は若どり（ブロイラー）が一般的に用いられる
   - 牛肉，豚肉，鶏肉は部位に分けられているのでどの部位か確認する
   - 牛肉および豚肉は「脂身つき」がもっとも一般的である
   - 肉類には，哺乳類のくじら，かえる，いなご，すっぽん，はちなど魚介類以外の動物性食品が収蔵されている
   - 野菜の品種や可食部などを合わせる
   - 主菜と副菜の調理形態を合わせる
3. 乳類：乳製品では植物性クリーム類を区分して利用する（植物性クリームは乳類の摂取量に加えない）
4. 加工食品とそう菜：18群「調理済み流通食品類」に加え，他の食品群にも所属している食品がある

---

5. 調味料・香辛料類：砂糖や塩は精製度が高くなると主成分以外の無機質が減少する
   - 一般的な調味料は，塩（食塩），砂糖（上白糖），みそ（地域差がある），しょうゆ（関東はこいくちしょうゆ，関西はうすくちしょうゆ，地域差がある），本みりん，清酒（食塩を含まない）を利用する
   - 調味ソース，だし，調味油にはそれぞれ種類があり，成分が異なる
   - 調味油は油脂類に所属する
6. し好飲料：お茶やコーヒーは浸出液で栄養計算する。茶葉やコーヒー豆で栄養計算はしない
7. 水道水：成分表の調理はイオン交換水で実施する。水道水の無機質を栄養計算の値に加算する必要がある

このほかにもまたとえば，「13乳類」の「乳酸菌飲料　乳製品」の代表的な商品はヤクルト，「乳酸菌飲料　殺菌乳製品」の代表的な商品はカルピス，「17調味料及び香辛料類」の「マヨネーズ　全卵型」の代表的な商品は味の素マヨネーズ，「マヨネーズ　卵黄型」の代表的な商品はキューピーマヨネーズです。
このような商品名を食品成分表に赤字で書いておくと便利です。

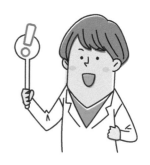

（8）鮮度のよい食材を使っておいしい料理をつくり，栄養計算結果の精度を高めるためにおいしそうに装う

食品成分表の成分値は新鮮な食材の成分値です。そこで，鮮度のよい食材を使うことが栄養計算結果を食事に反映させる必須条件です。次に，対象者にとって外観や味なども含めたおいしい料理を提供することが適切な栄養計算結果を食事として摂取してもらうための必須事項になります。またおいしそうな盛りつけは，食事の第一印象であり，食事の評価に大きく影響します。おいしい料理をおいしそう（色合いや形状に配慮するなど）に盛りつけましょう。

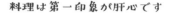

料理は第一印象が肝心です

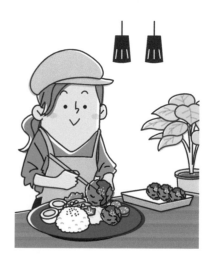

（9）適切な栄養計算結果が得られる栄養計算ソフトの使用

表2.17の表頭項目がそろった栄養計算ソフトは栄養計算に欠かせません。さらに生100 gに対応する調理後質量当たり成分値（**式1**の値，廃棄率は生100 gの値）が登録してあると，レシピ質量から調理後の成分値が容易に計算することができます。また，エネルギー産生栄養素比率の結果も示すように策定されていると，摂取基準との比較や栄養指導に活用することできます。

【生100 g当たりに対応する調理後質量当たりの成分値】

＝調理後100 g当たりの成分値×重量変化率÷100 ⋯⋯⋯⋯⋯⋯⋯⋯⋯⋯⋯［式1］

【例】成分値：ほうれんそう（生）100 gに対応するほうれんそう（ゆで）70 g
当たりの成分値＋廃棄率：ほうれんそう（生）100 g当たりの値

2020E のエネルギー産生栄養素比率の計算

2020E を選択した場合のエネルギー産生栄養素比率の計算は，炭水化物のエネルギー値の算出が，これまでのように単純ではないため，ひき算により算出する（**式2**）と容易です。

炭水化物エネルギー比率（％）＝

100（％）−（★アミノ酸組成によるたんぱく質エネルギー比率（％）

＋★脂肪酸のトリアシルグリセロール当量エネルギー比率（％））⋯⋯⋯⋯⋯［式2］

［表2.17］**栄養計算を行うための表頭**（エネルギーとエネルギー産生成分）

★2020エネルギー	●2015エネルギー	水分	たんぱく質		脂質					炭水化物				■有機酸	■アルコール
			★アミノ酸組成によるたんぱく質	●たんぱく質	★脂肪酸のトリアシルグリセロール当量	コレステロール	●脂質	飽和脂肪酸	n-3系脂肪酸	n-6系脂肪酸	★利用可能炭水化物（質量計）	★食物繊維総量	★糖アルコール	●炭水化物		
kJ	kcal	⋯⋯⋯⋯⋯⋯g⋯⋯⋯⋯⋯⋯				mg	（⋯⋯⋯⋯⋯⋯⋯⋯⋯⋯⋯⋯⋯⋯⋯⋯⋯⋯g⋯⋯⋯⋯⋯⋯⋯⋯⋯⋯⋯⋯⋯⋯⋯⋯⋯⋯⋯）									

★成分表2020のエネルギー算出方法によるエネルギー値とそれを算出するためのエネルギー産生成分
●成分表2015のエネルギー算出方法によるエネルギー値とそれを算出するためのエネルギー産生成分
■成分表2020のエネルギー算出および成分表2015の方法によるエネルギー算出ともに用いるエネルギー産生成分

2.4 栄養計算にチャレンジしてみよう！

1.『食事摂取基準』と『食品成分表』の成分名や単位についての留意点

　栄養計算をする前に次のこともおさえておきましょう。

　『食事摂取基準』と『食品成分表』の成分名や単位は必ずしも一致しているとは限りません。異なるものを次に記します。これらは同じ意味をもつ場合や異なる意味をもつ場合があります。

(1) ビタミンA

　『食事摂取基準』のビタミンAの単位は「µgRAE」,『食品成分表』の単位は「µg」と異なりますが，意味は同じです。なお，成分表ではレチノール，α-およびβ-カロテンならびにβ-クリプトキサンチンを分析しています。

> **【食事摂取基準】**
> ビタミンA（レチノール活性当量）Retinol activity equivalents：RAE
> 　レチノール活性当量（µgRAE）＝
> 　　レチノール（µg）＋1/12 β-カロテン（µg）＋1/24 α-カロテン（µg）
> 　　＋1/24 β-クリプトキサンチン（µg）＋1/24その他のプロビタミンAカロテノイド（µg）

> **【食品成分表】**
> ビタミンA（レチノール活性当量）Retinol activity equivalents：RAE
> 　レチノール活性当量（µg）＝
> 　　レチノール（µg）＋1/12 β-カロテン（µg）＋1/24 α-カロテン（µg）
> 　　＋1/24 β-クリプトキサンチン（µg）

(2) ビタミンE

　『食事摂取基準』のビタミンEはα-トコフェロールのみです。そこで『食品成分表』ではα-トコフェロールの値のみを栄養計算に使います。

【食事摂取基準】ビタミンE（mg）はα-トコフェロールについて算定

【食品成分表】ビタミンEはα-トコフェロール（mg），β-トコフェロール（mg）
　　　　　　　γ-トコフェロール（mg），δ-トコフェロール（mg）を収載

（3）ナイアシン

『食事摂取基準』のナイアシンはナイアシン当量です。『食品成分表』はナイアシンとナイアシン当量を収載しています。栄養計算ではナイアシン当量を使います。両者の単位の表記は異なりますが，意味は同じです。

【食事摂取基準】ナイアシン（mgNE）Niacin equivalents
　　ナイアシン当量（mgNE）＝ナイアシン（mg）＋1/60 トリプトファン（mg）

【食品成分表】ナイアシン（mg）とナイアシン当量（mg）を収載
　　　　　　　ナイアシン当量を選択

では，実際に栄養計算をしてみましょう！

2. 栄養計算の実際

（1）栄養計算の手順

栄養計算は次の手順で行います。

1．「摂取する状態の食品」と「その食品の質量」を把握する

【例】サラダであれば，レシピと同じ「生のレタス」と「その質量」

　　　飯は，レシピ（米）と異なり「ごはん」と「その質量」

　　　　　　　　　　　　　　（米の質量×重量変化率*÷100）

　　　　　　　　　　　　　　　＊米の重量変化率は210

　　　だしは，レシピ（かつお節）と異なり「だし」と「レシピ」と「その質量」

2．成分表の収載値を選択し，エネルギーや各成分の値を計算する

【例】ごはんのエネルギー＝「成分表のごはんのエネルギー」

　　　　　　　　　　　　　×「米の質量×重量変化率÷100」÷100

3．レシピのすべての食品について同様に計算する

4．3.のエネルギーや栄養素を集計する

3.の作業は**表2.8**を用いるとスムーズにできます。栄養計算結果は給与目標量（たとえば77ページの**表2.7**を用いて計算）と比較します。

3．栄養計算の例

（1）栄養計算のための質量変換表の記入

レシピを栄養計算のための質量変換表に記入します（**表2.18**）。レシピ例は「ご飯，豆腐とねぎの味噌汁，スクランブルエッグ，ほうれん草のごま和え」です。記載のポイントを解説していきます（**表2.18**は講談社サイエンティフィク本書籍紹介HPにてダウンロード可）。

1．　 1 人 分 　は1人分だけの計算，　5人分　は5人分の計算になります。

2．調理のための項目（レシピ）です。

調理のための項目（レシピ）		
A	B	C
レシピの材料名	調理に使う質量	目安単位

目安単位（**目安量**）（**C**）：Cは計量カップ（200 mL），Tは大さじ（15 mL），tは小さじ（5 mL）とすると便利です。たとえば，みそは1T＝18 gです。レシピのみそ10 gなので，1T：18 g＝●T：10 g，●T＝1T×10 g÷18 g＝0.6 Tになります。しかし，単位の目安量としての記載はわかりやすくすることが肝心です。そこで大さじ0.6は大さじ半

[表**2.18**] **栄養計算のための質量変換表**（活用例）

											5人分	
1 人 分											購入量	
調理のための項目（レシピ）			栄養計算のための項目				購入のための項目					
A	B	C	D	E	F	G	H	I	J	K	L	M	N
レシピの材料名	調理に使う質量	目安単位	食品成分表の食品名	食品番号	重量変化率	質量	購入食品名	購入食品の食品番号	廃棄率	必要量（購入量）	人数	必要量（購入量）	目安単位
【主食】白飯													
米	90 g	0.5C強	[水稲] 精白米 飯	01088	210	189 g	精白米 うるち米	01083	0	90 g	5	450 g	
水	135 g	1.5C弱	※米水は栄養計算に不要なので記載しない							135 g	5	675 g	
【汁】豆腐とねぎの味噌汁													
煮干し	5 g		煮干し だし	17023	100	180 g	煮干し	10045	0	5 g	5	25 g	
水	200 g	1C								200 g	5	1,000 g	
葉ねぎ	20 g		葉ねぎ	06227	100	20 g	葉ねぎ	06227	7	21.5 g	5	108 g	
木綿豆腐	20 g		木綿豆腐	04032	100	20 g	木綿豆腐	04032	0	20 g	5	100 g	
みそ	10 g	0.5T強	赤色辛みそ	17046	100	10 g	みそ	17046	0	10 g	5	50 g	
【主菜】スクランブルエッグ													
卵	50 g	L玉1個	全卵 いり	12022	100	50 g	卵	12004	11	56.2 g	5	281 g	
植物油	10 g	2t	※油で炒めている値なので植物油は不要				植物油	14008	0	10 g	5	50 g	
こしょう	0.01 g		黒こしょう	17063	100	0.01 g	こしょう	17063	0	0.01 g	5	2 g	
【副菜】ほうれん草のごま和え													
ほうれん草	100 g		ほうれんそう ゆで	06268	70	70 g	ほうれん草	06267	10	111.1 g	5	556 g	
ごまねり	10 g		ごまねり	05042	100	10 g	ごまねり	05042	0	10 g	5	50 g	
しょう油	5 g	1t弱	こいくちしょうゆ	17007	100	5 g	しょう油	17007	0	5 g	5	25 g	
砂糖	5 g	0.5T	三温糖	03004	100	5 g	三温糖	03004	0	5 g	5	25 g	

注：販売されている野菜や果物は，地域や店舗などにより1個の質量が異なります。利用する店舗別の野菜や果物の平均質量を把握し，その値で目安量を考えましょう。

分（0.5）よりも少し多いという意味で0.5T強（大さじ0.5強）と記します。この0.5T強は親指半分よりも少し多い量になります。

米は180 mLカップが米専用ですが，計算が煩雑になるので200 mLで目安量を計算に利用する方法もあります。将来，対象者に料理を教えるときは目安量を用いることが多いので，方法やコツを知っていると役立ちます。

付表（114ページ）や各社の質量表を上手に活用しましょう！

3. 栄養計算のための項目です（詳細は109ページ）。

栄養計算のための項目			
D	E	F	G
食品成分表の食品名	食品番号	重量変化率	質量

食品成分表から選択した食品名（D）：できるだけ丁寧に記載しましょう。多少，食品名を縮めてもよいですが，できるだけ何かがわかるようにしましょう。関東では，しょう油は「こいくちしょうゆ」，みそは「淡色辛みそ」，関西では，しょうゆは「うすくちしょうゆ」，みそは「甘みそ」が一般的です。特に調味料は地域により異なるので，給食施設の常用食品をきちんと把握しておきましょう。また，一般に白砂糖と呼ばれている砂糖は上白糖の名称で販売されています。

食品成分表の食品名（D）で，レシピの材料名（A）の食品名から変更した食品名は◯で囲んだ4食品です。

調理のための項目（レシピ）			栄養計算のための項目			
A	B	C	D	E	F	G
レシピの材料名	調理に使う質量	目安単位	食品成分表の食品名	食品番号	重量変化率	質量
【主食】白飯						
米	90 g	0.5C強	［水稲］精白米　飯	01088	210	189 g
水	135 g	1.5C弱	※水は栄養計算に不要なので記載しない			
【汁】豆腐とねぎの味噌汁						
煮干し	5 g		煮干し　だし	17023	100	180 g
水	200 g	1C				
葉ねぎ	20 g		葉ねぎ	06227	100	20 g
木綿豆腐	20 g		木綿豆腐	04032	100	20 g
みそ	10 g	0.5T強	赤色辛みそ	17046	100	10 g
【主菜】スクランブルエッグ						
卵	50 g	L玉1個	全卵　いり	12022	100	50 g
植物油	10 g	2t	※油で炒めている食なので植物油は不要			
こしょう	0.01 g		黒こしょう	17063	100	0.01 g
【副菜】ほうれん草のごま和え						
ほうれん草	100 g		ほうれんそう　ゆで	06268	70	70 g
ごまねり	10 g		ごまねり	05042	100	10 g
しょう油	5 g	1t弱	こいくちしょうゆ	17007	100	5 g
砂糖	5 g	0.5T	三温糖	03004	100	5 g

米と水　　　は，調理後の　［水稲］精白米　飯

　　煮干しと水　　は，調理後の　煮干し　だし

　　卵と植物油　　は，調理後の　全卵　いり

　　ほうれん草　　は，調理後の　ほうれんそう　ゆで

　　葉ねぎは加えてすぐに火を消すので調理後ではありません。

食品番号（E）：食品成分表の食品名（D）で選んだ食品の食品番号を記載します。ここを間違えてしまうと栄養計算が異なるので，間違えないようにしましょう。水は成分表2020の水道水の無機質の値（全国平均）を加算します。無機質の摂取量が増加するので，ぜひチャレンジしてみましょう。

重量変化率（F）：食品成分表の重量変化率を調べて記入します。ここで，記載したEとFを使って摂取栄養量が計算できます。煮干しだし，かつおだしなどには重量変化率の記載はありませんが，経験上，煮干しと水でだしをとると，煮干しに吸収される水と蒸発する水が20％程度になるとして計算しました。

　　煮干し5g＋水200mL　→　煮干しだし180mL

　また，成分表には，全卵を使った炒り卵（油を使ってつくっているのでスクランブルエッグに相当）が収載されています。そこで，材料の卵と植物油を「全卵　炒り」に変更しました。このような食品を調理後に適切に変更することは，栄養計算を経験する，つまり食品成分表をよくみることで可能になります。

4．購入のための項目についてです。

購入食品名（H）：レシピの材料名（A）と同じになります。

購入食品の食品番号（I）：食品番号（E）と異なる食品は○で囲んだ4食品です。

購入食品の食品番号（I）：食品成分表から該当するものを探します。探した食品の廃棄率を調べ，廃棄率がある場合は廃棄率（J）に記載します。

【購入量の計算】

　　みそ汁の葉ねぎを計算してみましょう。

　　廃棄率は7％，Bの質量は20gです。

　　購入量×（100－7％）÷100＝20g

　　　20÷（100－7×100＝21.5≒22g

　購入食品名（H）の食品を必要量（購入量：K）だけ用意すると，調理に使う重量（B）の量が手に入り，1人分の料理ができます。また必要量（K）がわかれば，その量に人数を乗じると，人数分の食品が必要量そろえることができます。

5．調理実習を5人で行う場合は5人分を計算します。

　人数（L）は必要量（K）×5人分で計算できます。ここでの目安単位は購入することを想定して考えましょう。

5人分		
購入量		
L	M	N
人数	必要量 （購入量）	目安単位

調理のための項目（レシピ）			栄養計算のための項目				購入のための項目			
A	B	C	D	E	F	G	H	I	J	K
レシピの材料名	調理に使う質量	目安単位	食品成分表の食品名	食品番号	重量変化率	質量	購入食品名	購入食品の食品番号	廃棄率	必要量（購入量）
【主食】白飯										
米	90 g	0.5C強	[水稲] 精白米　飯	01088	210	189 g	精白米　うるち米	01083	0	90 g
水	135 g	1.5C弱	※水は栄養計算に不要なので記載しない							135 g
【汁】豆腐とねぎの味噌汁										
煮干し	5 g		煮干し　だし	17023	100	180 g	煮干し	10045	0	5 g
水	200 g	1C								200 g
葉ねぎ	20 g		葉ねぎ	06227	100	20 g	葉ねぎ	06227	7	21.5 g
木綿豆腐	20 g		木綿豆腐	04032	100	20 g	木綿豆腐	04032	0	20 g
みそ	10 g	0.5T強	赤色辛みそ	17046	100	10 g	みそ	17046	0	10 g
【主菜】スクランブルエッグ										
卵	50 g	L玉1個	全卵　いり	12022	100	50 g	卵	12004	11	56.2 g
植物油	10 g	2t	※油で炒めている値なので植物油は不要				植物油	14008	0	10 g
こしょう	0.01 g		黒こしょう	17063	100	0.01 g	こしょう	17063	0	0.01 g
【副菜】ほうれん草のごま和え										
ほうれん草	100 g		ほうれんそう　ゆで	06268	70	70 g	ほうれん草	06267	10	111.1 g
ごまねり	10 g		ごまねり	05042	100	10 g	ごまねり	05042	0	10 g
しょう油	5 g	1t弱	こいくちしょうゆ	17007	100	5 g	しょう油	17007	0	5 g
砂糖	5 g	0.5T	三温糖	03004	100	5 g	三温糖	03004	0	5 g

4. 栄養計算の方法

　栄養計算は栄養計算のための項目を使って行います。

栄養計算のための項目			
D	E	F	G
食品成分表の食品名	食品番号	重量変化率	質量

　食品成分表は可食部100 g当たりのエネルギー量や栄養素量が記載されています。次のように計算します。

> **【例】** 飯210 gのエネルギー量の計算
>
> 　飯100 gのエネルギー量を食品成分表でみると168 kcal
>
> 　飯210 gのエネルギー量は168 kcal × 210 g ÷ 100 = 353 kcal

　すべての栄養素について，この計算を行います。栄養素の項目はたくさんあり，大変な作業量になるので，適切な栄養計算ができるソフトを使うとよいでしょう。

　栄養計算の際には次のことにも注意しましょう。

液体食品：水は1 mL＝1 gですが，牛乳，ジュース，しょうゆは水と同じではありません。食品成分表は液状食品（飲料や液状調味料類）の備考欄には「100 g＝● mL」と「100 mL＝● g」が併記されています。牛乳などの飲料やしょうゆなどの調味料は容量を質量に変換して計算します。

『日本食品標準成分表2015年版（七訂）追補2018年』[23] では，資料として5 mL成分表，15 mL成分表および100 mL成分表を公表しています。

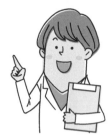

調理した食品：調理した食品は，調理操作に伴い，調理に使った水や油が吸収や付着し，食品が含有する成分の一部が流出します。食品は調理前後で質量が変化します。それを調理による「重量変化率」といいます。前述した栄養計算を行う前に項目を確認し，その方法で栄養計算をしましょう。この計算には，成分表の調理のための重量変化率の値が必須です。それを記載してある成分表を選択すると便利です。なお，食品成分表の調理方法の概要表は，日本における調理方法のひとつの指針です。食品成分表の第3章に記載されています。特に野菜類は，ほうれん草などの葉茎野菜と枝豆のような未熟豆野菜のゆでた後の調理操作が異なります。マーカーで色分けするとその違いがわかります。

【演習問題2-4】

演習問題2-3（82ページ）の献立の栄養計算をしてみましょう。栄養素は下記のものとします。

> エネルギー，たんぱく質，脂質，炭水化物，食物繊維総量，ビタミンA，ビタミンB₁，ビタミンB₂，ビタミンC，カルシウム，鉄，食塩相当量

【解答】

講談社サイエンティフィク本書籍紹介HPに掲載

5. 給与目標量との比較

　栄養計算結果を給与目標量と比較し，食事の評価を行います。そのために利用できる表（例）を**表2.19**に示します（**表2.19**は講談社サイエンティフィクの本書籍紹介HPにてダウンロード可）。

［表2.19］栄養計算結果を給与目標量と比較表

栄養計算結果と給与目標量との比較表

学籍番号　　　　氏名

【献立】赤飯，あさりの味噌汁，鯖の味噌煮，茶わん蒸し，いんげんのごま和え，トマトのマリネ（カッテージチーズ和え），ほうじ茶

栄養計算結果と供給率

	食事摂取基準の指標の名称	自分の給与目標量A 1日分	単位	自分の1食の給与目標量B 1食分（A÷3）	単位	献立からの栄養計算結果 主食	汁	主菜	副菜	副菜	デザート	合計	計算式：供給率（C/B×100）	供給率（％）
エネルギー　　kcal	推定必要量	kcal		kcal										
たんぱく質 下限 13%	目標量	kcal		kcal										
たんぱく質 上限 20%	目標量	kcal		kcal										
たんぱく質 下限		g		g										
たんぱく質 上限		g		g										
脂質　　下限 20%	目標量	kcal		kcal										
脂質　　上限 30%	目標量	kcal		kcal										
脂質　　下限		g		g										
脂質　　上限		g		g										
炭水化物　下限 50%	目標量	kcal		kcal										
炭水化物　上限 65%	目標量	kcal		kcal										
炭水化物　下限		g		g										
炭水化物　上限		g		g										
食物繊維	目標量	g		g										

ビタミン

		1日分	単位	1食分	単位	主食	汁	主菜	副菜	副菜	デザート	合計		
ビタミンA	推奨量	µgRAE		µgRAE										
	耐容上限量	µgRAE		µgRAE										
ビタミンD	目安量	µg		µg										
	耐容上限量	µg		µg										
ビタミンE	目安量	mg		mg										
	耐容上限量	mg		mg										
ビタミンK	目安量	µg		µg										
ビタミンB₁	推奨量	mg		mg										
ビタミンB₂	推奨量	mg		mg										
ナイアシン	推奨量	mgNE		mgNE										
	耐容上限量	mgNE		mgNE										
ビタミンB₆	推奨量	mg		mg										
	耐容上限量	mg		mg										
ビタミンB₁₂	推奨量	µg		µg										
葉酸	推奨量	µg		µg										
	耐容上限量	µg		µg										
パントテン酸	目安量	mg		mg										
ビオチン	目安量	µg		µg										
ビタミンC	推奨量	mg		mg										

（つづく）

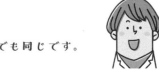

エネルギーの比率は1日でも1食でも同じです。

無機質												
食塩相当量	目標量		g		g							
カリウム	目安量		mg		mg							
カルシウム	推奨量		mg		mg							
	耐容上限量		mg		mg							
マグネシウム	推奨量		mg		mg							
リン	目安量		mg		mg							
	耐容上限量		mg		mg							
鉄	推奨量		mg		mg							
	耐容上限量		mg		mg							
亜鉛	推奨量		mg		mg							
	耐容上限量		mg		mg							
銅	推奨量		mg		mg							
マンガン	目安量		mg		mg							
	耐容上限量		mg		mg							
ヨウ素	推奨量		μg		μg							
	耐容上限		μg		μg							
セレン	推奨量		μg		μg							
	耐容上限量		μg		μg							
クロム	目安量		μg		μg							
	耐容上限量		μg		μg							
モリブデン	推奨量		μg		μg							
	耐容上限量		μg		μg							

授業全体からわかったこと，感想など

6. 栄養成分表示と栄養計算

栄養成分表示では，食材からの栄養計算結果に加え，出来上がりの商品の水分量の分析が必須です。

(1) 栄養成分表示のための栄養計算の手順

栄養成分表示のための栄養計算の手順は下記のとおりです。**図2.16**に例を示します。

1. 栄養計算結果から各成分の乾物（無水物）100 g当たりの成分量を計算します
2. 表示する商品（食品）の水分量を分析します
3. 商品の乾物質量を計算します
4. 3.の値から栄養成分表示のための成分量を計算します

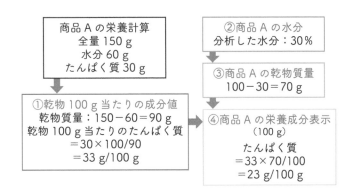

［図**2.16**］栄養計算と水分分析を用いる栄養成分表示（g）

　なお，エネルギー換算係数は，成分表2020の係数ではなく栄養成分表示のための係数（アトウォーターが提唱したエネルギー換算係数など（76ページ））を用います。一方，エネルギー計算に2020Eの換算係数（**表1.5**（23ページ））を用いると，成分表2020のエネルギー計算に準じた値が算出できるので，給食施設などでの商品にはこの値の記載があると便利です。

（2）たんぱく質，脂質および炭水化物の分析

　2020Eの算出に用いるアミノ酸組成によるたんぱく質等エネルギー産生成分の分析費用は，2015Eの算出に用いる成分に比べ高価です。そのため2015Eの算出に用いるたんぱく質，脂質，差引き法（成分表）による炭水化物を分析し，その値を用いる商品が多いと予測されます。栄養成分表示では，この値に栄養成分表用のエネルギー換算係数を乗じるので，成分表2020とは異なる算定方法の値となってしまいます。

　一方，成分表2020では，2020Eの算出に用いる成分が未収載の食品は，成分表2015Eの算出に用いる成分に2020Eのエネルギー換算係数を乗じて算出しています。

　そこで，給食施設で利用する商品については，分析したこれらの成分（2015Eの算出に用いる成分量）に2020Eのエネルギー換算係数を乗じて計算することが，合理的です。成分表示にあたっては，表示した成分がどのたんぱく質か，エネルギー計算方法はどの方法であるかなどが記載（HPでわかるなど）してあることが重要です。

食品成分表に掲載してほしい食品（そう菜）があるときは
文部科学省に連絡をしてみましょう。

[付表] **計量カップ・計量スプーンによる質量表**（g）

参考資料の小数点もしくは一の位を四捨五入し、切りのよい数字で示した。

食品名	小さじ (5 ml)	大さじ (15 ml)	計量カップ (200 ml)
水	5	15	200
酒	5	15	200
酢	5	15	200
しょうゆ（濃口・淡口）	6	18	240
みそ	6	17	230
みりん	6	18	230
食塩	6	18	240
あら塩（並塩）	5	14	180
砂糖（上白糖）	3	10	130
グラニュー糖	5	14	180
はちみつ	7	21	280
メープルシロップ	7	20	270
ジャム	6	19	250
油	5	14	180
バター	5	14	180
ラード	4	13	170
マヨネーズ	5	14	190
トマトケチャップ	6	17	230
トマトピューレ	5	16	210
ウスターソース	6	18	240
中濃ソース	6	17	230
オイスターソース	6	19	250
豆板醤	6	17	230
ナンプラー	6	18	240
めんつゆ	6	17	230
ポン酢しょうゆ	6	17	220
和風ドレッシング	5	15	200
牛乳	5	16	210
生クリーム	5	16	210
ヨーグルト	5	16	220

食品名	小さじ (5 ml)	大さじ (15 ml)	計量カップ (200 ml)
脱脂粉乳	2	7	90
粉チーズ	2	6	90
粒マスタード	5	15	210
練りからし	5	15	210
カレー粉	2	6	80
すりごま	3	10	130
いりごま	3	10	130
練りごま	5	16	210
小麦粉	3	8	110
米粉	3	9	120
かたくり粉	3	10	130
コーンスターチ	3	8	100
ベーキングパウダー	4	11	150
重曹	4	12	120
パン粉	1	3	30
生パン粉	1	2	40
顆粒だし	3	10	130
粉ゼラチン	3	10	130
煎茶・紅茶（茶葉）	2	6	90
抹茶	3	8	110
インスタントコーヒー（粉末）	1	3	40
ピュアココア（粉末）	2	7	90
米	4	13	170

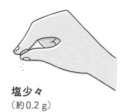

塩少々
（約0.2 g）

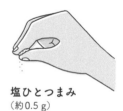

塩ひとつまみ
（約0.5 g）

〔日本食品標準成分表2015年版（七訂）追補2018年　第5部　資料等をもとに作成〕

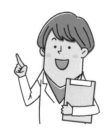

質量表（重量表）の収載値がものによって異なるのは、計量スプーンやカップが検定を受けずに販売されていること、測り方が人により多少異なるためです。

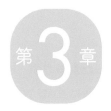

第3章 食品成分表を食育や栄養教育に活用しよう

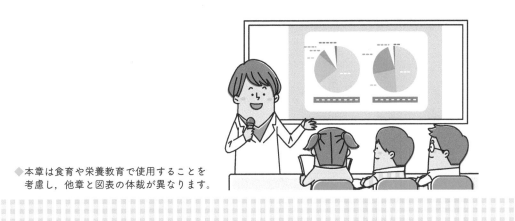

◆本章は食育や栄養教育で使用することを
考慮し，他章と図表の体裁が異なります。

食品成分表を使うと科学的な根拠に基づく食育や栄養教育が実践できます。また，日本の食文化についても理解できます。ここにいくつかの例をあげて説明します。

3.1 食文化と食品成分表

日本の食文化は大きく関東風，関西風に区分できます。食品成分表は各食品についてその食品の材料や成分の相違を知ることができます。たまご焼きを比べてみましょう（**図3.1**）。

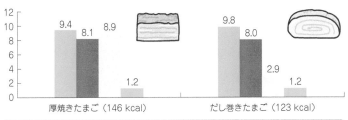

◆厚焼きたまご材料配合割合：全卵（ゆで）
65，かつお・昆布だし27.3，上白糖4.8，
うすくちしょうゆ1，食塩0.5，調合油
0.5　調理による水分損失：19.7 %

◆だし巻きたまご材料配合割合：全卵（ゆで）
73.4，かつお・昆布だし24.5，うすくち
しょうゆ1.5，食塩0.5，調合油0.2　調
理による水分損失：19.7 %

［**図3.1**］たまご焼き比較

さくらもち（道明寺），しょうゆ，みそなど，
地域によって異なる食品を比べ，その地域で
なぜ常用されているのかを調べてみましょう！

3.2 主食，主菜，副菜の食事スタイルと食品成分・食品成分表

　日本の望ましい食事スタイルは「主食と副食（主菜＋副菜）」がそろった食事です。成分表2020の食品群は，おおよそこの順番に配列されています（**図3.2**）。赤は主食，黄は主菜，緑は副菜として用いられる食品が多く所属している食品群です。青は，主に主食，主菜および副菜以外の食品が所属する加工食品などが含まれる食品群です。

	食 品 群	数		食 品 群	数
1	穀　類	205	10	魚 介 類	453
2	いも及びでん粉類	70	11	肉　類	310
3	砂糖及び甘味類	30	12	卵　類	23
4	豆　類	108	13	乳　類	59
5	種 実 類	46	14	油 脂 類	34
6	野 菜 類	401	15	菓 子 類	185
7	果 実 類	183	16	し好飲料類	61
8	きのこ類	55	17	調味料及び香辛料類	148
9	藻　類	57	18	調理済み流通食品類	50

［図**3.2**］成分表と食事区分

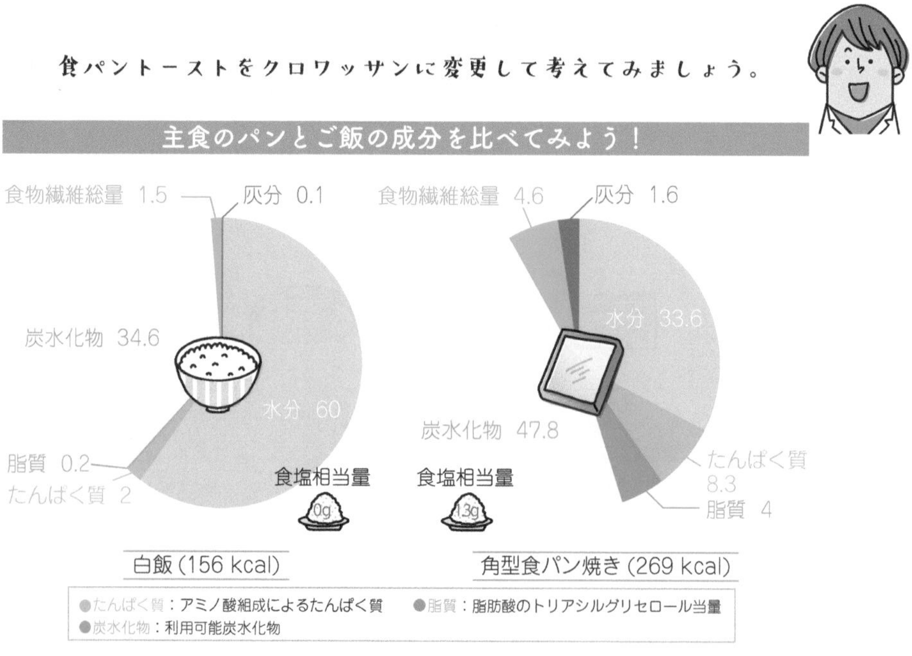

食パントーストをクロワッサンに変更して考えてみましょう。

主食のパンとご飯の成分を比べてみよう！

食物繊維総量 1.5 ─ 灰分 0.1
食物繊維総量 4.6 ─ 灰分 1.6
炭水化物 34.6
水分 33.6
水分 60
炭水化物 47.8
脂質 0.2
たんぱく質 2
食塩相当量
0g
食塩相当量
1.3g
たんぱく質 8.3
脂質 4
白飯（156 kcal）
角型食パン焼き（269 kcal）
●たんぱく質：アミノ酸組成によるたんぱく質　●脂質：脂肪酸のトリアシルグリセロール当量
●炭水化物：利用可能炭水化物

［図**3.3**］主食の成分

成分表の赤（主食），黄（主菜），緑（副菜）に所属する食品群をみると，各区分に所属する食品がわかり，それぞれの成分特性がわかります。**図3.3**に主食（白飯と角型食パン焼き），**図3.4**に主菜（まあじ皮つき焼きと豚ロース脂身つき焼き），**図3.5**に副菜（だいこんゆで，にんじんゆで，ほうれんそうゆで）の成分量を円グラフで示しました。このように各食品を円グラフにして比較するようにすると，その食品の成分特性をわかりやすく説明することができます。また，主食，主菜，副菜に用いる食品を選択し，円グラフを作成するワークも望ましい食事の理解につなげることができます。このほか，食品や成分を選択し，さまざまな形のグラフを作成し，どのグラフがわかりやすいかを比べてみてもよいでしょう。

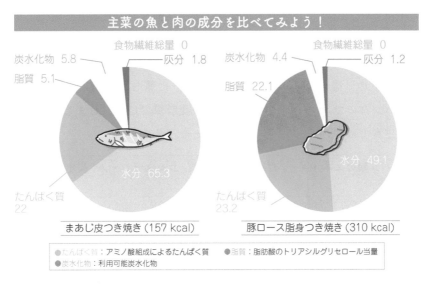

［図**3.4**］主菜の成分

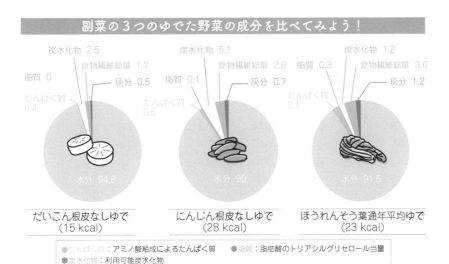

［図**3.5**］副菜の成分

100 g 当たりのエネルギーが多い食品はエネルギー密度が高い食品なので，少量で多くのエネルギーをとることができます。

117

3.3 主食に合うパン，おやつに合うパン

　パンは，食品成分表の分類「1 穀類」に属するパン（主食に用いるパン：**表3.1**）と，「15 菓子類」に属するパン（おやつに用いるパン：**表3.2**）があります。これらのパンのエネルギー，栄養計算用のたんぱく質，脂質，炭水化物，コレステロール，食物繊維の量をパン別に示し，平均値，中央値，変動係数を算出し，両者の中央値を**図3.6**に示します。中央値を比べると，「1 穀類」のパンはたんぱく質，食物繊維を多く含有し，「15 菓子類」のパンはエネルギー，脂質，コレステロール，炭水化物を多く含有していることがわかります。また，献立作成や栄養食事指導では，**表3.1**および**3.2**を見てそれぞれのパンの成分を比較し，その特徴を理解してパンを選択しましょう。

　学校給食で人気の「揚げパン」は，「15 菓子類」に属しています。砂糖やきな粉をまぶしていないパンなので，これらをまぶしたら栄養計算では加算しましょう。「揚げパン」は常用される主食ではなく，特別な場合の主食となります。

[**表3.1**] 穀類のパン類のエネルギー，たんぱく質，脂質，コレステロール，炭水化物，食物繊維
（/100 g当たり）

食品名	エネルギー (kcal)	栄養計算用 たんぱく質 (g)	栄養計算用 脂質 (g)	コレステ ロール (mg)	栄養計算用 炭水化物 (g)	食物繊維 総量 (g)
こむぎ ［パン類］ 角形食パン 食パン	248	7.4	3.7	0	44.2	4.2
こむぎ ［パン類］ 角形食パン 焼き	269	8.3	4.0	-	47.8	4.6
こむぎ ［パン類］ 角形食パン 耳を除いたもの	226	6.9	3.4	-	40.2	3.8
こむぎ ［パン類］ 角形食パン 耳	273	(9.7)	(4.5)	-	(46.1)	(4.7)
こむぎ ［パン類］ 食パン リーンタイプ	246	(7.4)	(3.5)	(Tr)	(44.1)	(2.0)
こむぎ ［パン類］ 食パン リッチタイプ	256	(7.2)	(5.5)	(32)	(42.7)	(1.7)
こむぎ ［パン類］ 山形食パン 食パン	246	(7.2)	(3.3)	(Tr)	(44.7)	(1.8)
こむぎ ［パン類］ コッペパン	259	7.3	(3.6)	(Tr)	48.5	2.0
こむぎ ［パン類］ バンズ	274	8.9	4.4	-	47.1	4.2
こむぎ ［パン類］ 乾パン	386	(8.7)	(4.0)	(Tr)	(74.9)	3.1
こむぎ ［パン類］ フランスパン	289	8.6	(1.1)	(0)	58.2	2.7
こむぎ ［パン類］ ライ麦パン	252	6.7	(2.0)	(0)	49.0	5.6
こむぎ ［パン類］ 全粒粉パン	251	7.2	5.4	Tr	39.9	4.5
こむぎ ［パン類］ ぶどうパン	263	(7.4)	(3.3)	(Tr)	49.9	2.2
こむぎ ［パン類］ ロールパン	309	8.5	8.5	(Tr)	48.6	2.0
こむぎ ［パン類］ クロワッサン レギュラータイプ	406	(5.9)	(19.3)	(20)	(51.2)	(1.9)
こむぎ ［パン類］ クロワッサン リッチタイプ	438	(7.3)	(25.4)	(35)	44.1	1.8
こむぎ ［パン類］ くるみパン	292	(7.5)	(12.5)	(12)	(34.8)	(2.4)
こむぎ ［パン類］ イングリッシュマフィン	224	(7.4)	(3.2)	(Tr)	40.6	1.2
こむぎ ［パン類］ ナン	257	(9.3)	3.1	(0)	46.9	2.0
こむぎ ［パン類］ ベーグル	270	8.2	1.9	-	53.6	2.5
平均値	283	7.8	6.0	12.4	47.5	2.9
中央値	263	7.4	3.7	6.0	46.9	2.4
変動係数	20	12	101	87	17	44

[表**3.2**] 菓子類のパン類のエネルギー，たんぱく質，脂質，コレステロール，炭水化物，食物繊維
(/100 g 当たり)

食品名	エネルギー (kcal)	栄養計算用 たんぱく質 (g)	栄養計算用 脂質 (g)	コレステ ロール (mg)	栄養計算用 炭水化物 (g)	食物繊維 総量 (g)
<菓子パン類>揚げパン	369	7.5	17.8	3	43.8	1.8
<菓子パン類>あんパン　こしあん入り	267	(5.8)	(3.4)	(18)	(52.2)	(2.5)
<菓子パン類>あんパン　つぶしあん入り	266	(6.3)	(3.5)	(18)	(50.3)	(3.3)
<菓子パン類>あんパン　薄皮タイプ　こしあん入り	256	(5.7)	(3.0)	(17)	(50.3)	(2.4)
<菓子パン類>あんパン　薄皮タイプ　つぶしあん入り	258	(6.1)	(3.4)	(17)	(48.8)	(3.2)
<菓子パン類>カレーパン　皮及び具	302	(5.7)	(17.3)	(13)	(29.5)	(1.6)
<菓子パン類>カレーパン　皮のみ	363	6.2	21.2	14	35.3	1.3
<菓子パン類>カレーパン　具のみ	168	4.5	8.7	11	16.7	2.4
<菓子パン類>クリームパン	286	(6.7)	(6.8)	(98)	(48.8)	(1.3)
<菓子パン類>クリームパン　薄皮タイプ	218	(5.2)	(6.3)	(140)	(34.8)	(0.6)
<菓子パン類>ジャムパン	285	(4.5)	(3.7)	(20)	(57.6)	(1.6)
<菓子パン類>チョココロネ	320	(4.9)	(14.6)	(21)	(40.9)	(1.1)
<菓子パン類>チョコパン　薄皮タイプ	340	(4.0)	(18.5)	(16)	(38.2)	(0.8)
<菓子パン類>メロンパン	349	6.7	10.2	37	56.2	1.7
<菓子パン類>菓子パン　あんなし*	294	(7.6)	(5.8)	(31)	(51.1)	(1.7)
平均	289	5.8	9.6	31.6	43.6	1.8
中央値	286	5.8	6.8	18.0	48.8	1.7
変動係数	19	18	68	118	26	44

＊すべての菓子パン用のパン

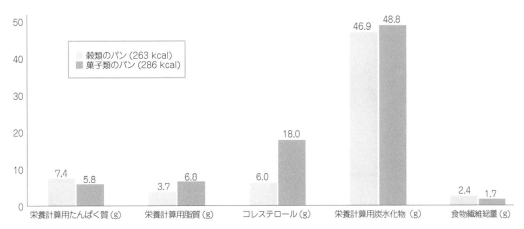

[図**3.6**] 穀類のパン類と菓子類のパン類の中央値

パンは，食品成分表の分類「1 穀類」と「15 菓子類」に収載されているので注意しましょう。

揚げパンは学校給食では主食ですが，「菓子類」に収載されています。きな粉揚げパンは，揚げパン・きな粉・砂糖で栄養計算を行いましょう。

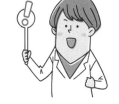

3.4 日本人の食生活と大豆のかかわり

　食品成分表の収載されている大豆と大豆食品すべてを，製造過程などにより図解したものを**図3.7**に示します。大豆および大豆製品は，野菜類（もやし，枝豆），豆類（大豆乾，豆乳，おから，豆腐，油揚げ，きな粉など），調味料および香辛料類（しょうゆ，みそなど），油脂類（大豆油）の4つの食品群に所属しています。図をみると，大豆とその製品が日本人の食生活に欠かせない食品であることが説明できます。常用されるみそやしょうゆが地域により異なること（材料，作り方，外観，色，味，成分など）は，食文化の理解につながります。また，これらの食品の成分値を調べると，食品の栄養学的な特徴がわかります。

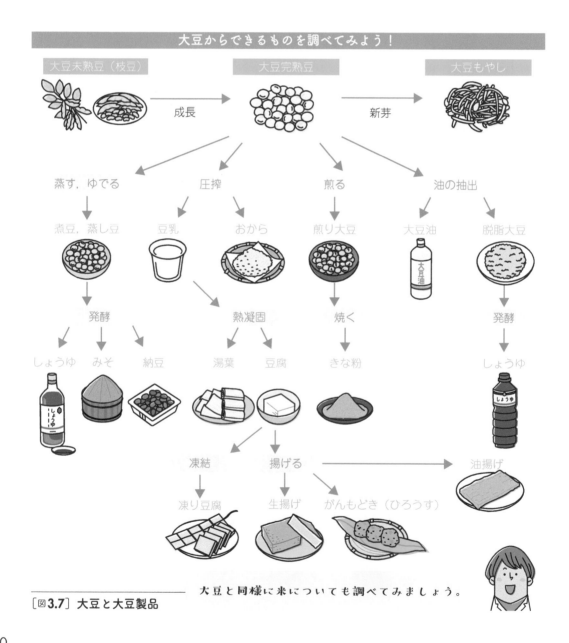

大豆からできるものを調べてみよう！

大豆と同様に米についても調べてみましょう。

［**図3.7**］大豆と大豆製品

3.5 オリジナル食品※の成分量を計算してみよう

※食品成分表に掲載されていない食品

　パンは，同じ名称のパンでも商品により原材料の配合割合が異なります。そのため，利用するパンの成分量が食品成分表の収載値と異なる場合があります。このような場合は**図3.8**の手順で，エネルギーや成分量を計算できます。この手順を行うことで，パンの製品による成分量の相違が原材料の種類や配合割合の違いによること，栄養計算の手順を理解することができます。サンドイッチも同様の方法で栄養計算することができます。

オリジナルパンの栄養成分量を計算してみよう！

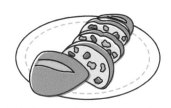

くるみといちじくのフランスパン 160 g

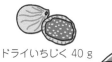

ドライいちじく 40 g

くるみ 40 g

フランスパン 80 g

パンを部分に分けて計量する

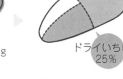

フランスパン 50%

くるみ 25%

ドライいちじく 25%

部分の割合を計算する

成分表 2020 をもとに栄養計算する

【例】 エネルギー

くるみ： 713 kcal × 25% ÷ 100 = 178 kcal
ドライいちじく：272 kcal × 25% ÷ 100 = 68 kcal
フランスパン：289 kcal × 50% ÷ 100 = 145 kcal

合計 391 kcal

［図**3.8**］ オリジナルパンの栄養成分量の計算

パン屋さんによって，あんパンのあんとパンの割合が異なります。大好きなパンについて1個の重さを量って1個の栄養素を計算してみましょう。

パンの具材として使われるあんは「4 豆類」，チョコクリームとカスタードクリームは「15 菓子類」，ジャムは「7 果実類」に収載されています。

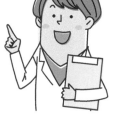

3.6 野菜をゆでる方法が異なると，食品成分量も変化する

　食品成分表2020（八訂）の「調理方法の概要および重量変化率表（一部抜粋）」（**表3.3**）では，調理に関する情報として「各食品の調理方法」「調理過程（下ごしらえ廃棄部位，重量変化に関する工程，調理後廃棄部位）」「調理形態」「調理に用いた水，植物油，食塩等の質量及び用いた衣の素材等」を記載しています（青枠）。さらに，各食品100 gをこの方法で調理しできあがった食品の質量を重量変化率（赤枠）として示しています。

[表3.3] 調理方法の概要および重量変化率表

食品番号	食品名	調理法	調理過程 下ごしらえ廃棄部位	調理過程 重量変化に関する工程	調理後廃棄部位	調理形態	調理に用いた水，植物油，食塩等の量及び用いた衣の素材等	重量変化率（%）
06123	干しぜんまい 干し若芽，ゆで	ゆで	–	浸漬（12〜13時間）→水切り→ゆで→湯切り	–	そのまま	浸漬：15倍 ゆで：25倍	630
06125	そらまめ 未熟豆，ゆで	ゆで	–	ゆで→湯切り	種皮	そのまま	5倍	100
06127	タアサイ 葉，ゆで	ゆで	–	ゆで→湯切り→水冷→水切り→手搾り	株元	そのまま	5倍	90
06131	（だいこん類）だいこん 葉，ゆで	ゆで	葉柄基部	ゆで→湯切り→水冷→手搾り	–	そのまま	5倍	79
06133	根，皮つき，ゆで	ゆで	根端，葉柄基部	ゆで→湯切り	–	厚さ3 cm 半月切り	2倍	86

　野菜類は，野菜をゆでた直後の処理が野菜の種類によって異なります。葉物野菜は湯切り，水冷，手搾りを行いますが，未熟豆類は湯切りのみです。これが「重量変化に関する工程」に記載されています。そこで，野菜類について「調理方法の概要および重量変化率表」の「重量変化に関する工程」を，同一の操作別に色分けすると，野菜のゆで方（ゆでとその後の処理）がわかります（**図3.9**）。表は日本における調理方法の指針のひとつといえます。

　また，前述した**図1.21**（53ページ）野菜ゆでの主要な成分の成分変化率を用いてもよいでしょう。「葉茎野菜水搾りあり」が，他の野菜類に比べ，無機質，水溶性ビタミンの損失が大きい（残存が少ない）ことがわかります。

　　葉茎野菜の「ゆで」の調理後の操作は特別です！
　　理由（次ページのコラム）がわかると納得できます。

●だいこん（葉）

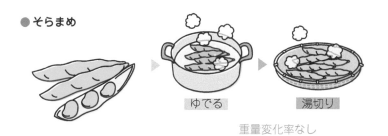

ゆでる　　　　　湯切り　　　　水冷　　　　手搾り

重量変化率は 79％＝21％の減少

●そらまめ

ゆでる　　　　　湯切り

重量変化率なし

［図3.9］野菜をゆでる調理工程

コラム

葉物をゆでる「ゆで」と日本人の食文化

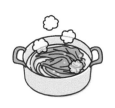

　「ゆでる」は，『広辞苑』に「湯で煮ること」，『調理用語辞典』でも同様に「湯で加熱すること，熱の移動からみて湿式加熱の煮る操作のひとつ」と記載されています。食品成分表の野菜類の「ゆで」は，ゆでることに加えた調理操作を行っています（調理方法の概要および重量変化率表）。

　ほうれんそうのような葉茎野菜はこの操作が特別です。火を消した時点で加熱を終了したいので水冷します。これは，葉茎野菜の組織がやわらかいため，そのまま放置することで予熱による加熱が生じることを防ぐためです。水冷後の搾る操作は，えぐみの原因になるシュウ酸や硝酸イオンを除去するためです。葉茎野菜をゆでたら「水冷して搾る」この一連の操作は，日本人が伝統的に行っている調理方法です。料理としては「お浸し」として提供されてきました。葉茎野菜の「ゆで」は，正しい日本語では「ゆで，水冷，搾る」あるいは「お浸し」です。実際，食品成分表の備考欄をみると，野菜類のゆでについては，食品別に調理後のこれらの操作が記載されています（英語版の日本食品成分表でも同様）。食品成分表の葉茎野菜の「ゆで」のゆでた後で行う水冷と搾ることは，その理由とともに，伝えていきたい日本人の知恵であり食文化のひとつといえます。

3.7 嗜好飲料の特性を理解して飲み物を選ぶ

　嗜好飲料の「茶類（玉露，せん茶，かまいり茶，番茶，ほうじ茶，玄米茶，ウーロン茶，紅茶）」と「コーヒー」の浸出液の主要な成分をみると，成分量の違いがわかります（**表3.4**）。

[表**3.4**] 嗜好飲料類浸出液の主な成分値（/100 g）

食品名	カリウム (mg)	カルシウム (mg)	鉄 (mg)	葉酸 (μg)	ビタミンC (mg)	カフェイン (g)
玉露	340	4	0.2	150	19	0.16
せん茶	27	3	0.2	16	6	0.02
かまいり茶	29	4	Tr	18	4	0.01
番茶	32	5	0.2	7	3	0.01
ほうじ茶	24	2	Tr	13	Tr	0.02
玄米茶	7	2	Tr	3	1	0.01
ウーロン茶	13	2	Tr	2	0	0.02
紅茶	8	1	0	3	0	0.03
コーヒー	65	2	Tr	0	0	0.06

　嗜好飲料は茶類やコーヒーのほかにも「清涼飲料」「ジュース・果汁入り飲料」「スポーツドリンク」があります。これらは水分補給の目的以外にエネルギー源（特に糖類）の摂取につながります。どれくらいの糖類が含まれているのか，またどのくらい摂取すべきなのかを考えさせるのも一考です。これについては次の節で解説します。

　嗜好飲料はペットボトルで販売され種類も豊富です。食品成分表の収載値に加え，ボトルの後ろに表示されている栄養成分表示も調べ，その値も活用してみましょう。表示の値を優先し，記載のない成分は成分表の値を用いましょう。

コーヒーや紅茶などは砂糖，クリームや牛乳，香りづけにアルコールを加えて飲用したり，そのような製品があります。これらの食品は加えた食品に由来するエネルギー量が付加されるので留意しましょう。

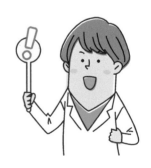

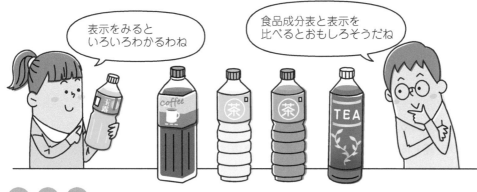

コラム

お茶の淹れ方

食品成分表の〈茶類〉には，発酵させない不発酵茶の緑茶，半分発酵させた半発酵茶のウーロン茶や包種茶など，発酵度が強い発酵茶（紅茶）および蒸製堆積発酵茶（黒茶，プーアール茶など）が収載されています。いずれのお茶も茶樹の芽葉を原料として製造されています。茶類は，発酵の有無と程度により，外観（色や形），茶葉の香り，浸出液の色，香り，味，栄養成分に相違があります。緑茶は，日本で愛飲され「日本茶」とも呼ばれ，茶葉を蒸気または火熱で熱して茶葉の酵素を失活させて酸化を防ぎ，鮮やかな緑色を保持させたお茶です。日本では各家庭で，急須*1で淹れ*2てきました。

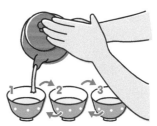

茶類は一般的に上級品から下級品があります。食品成分表のお茶の浸出液は，中級品のお茶を，下表の方法で淹れたものです。

*1 急須：中国で酒の燗具のため考案され，日本に渡来し煎茶の流行に伴いお茶出し用具として用いられるようになった。葉茶を入れ，湯をさして煎じ出すのに用いる小さな茶器具。

*2 淹れる：常用漢字ではないが，急須に入れた茶葉に湯を注ぎ，お茶を抽出してお茶をつくることをいう。食品成分表でもお茶の淹れ方と記載している。

食品名	浸出法
<茶類>（緑茶類）玉露　浸出液	浸出法：茶 10 g/60℃ 60 mL，2.5 分
<茶類>（緑茶類）せん茶　浸出液	浸出法：茶 10 g/90℃ 430 mL，1 分
<茶類>（緑茶類）かまいり茶　浸出液	浸出法：茶 10 g/90℃ 430 mL，1 分
<茶類>（緑茶類）番茶　浸出液	浸出法：茶 15 g/90℃ 650 mL，0.5 分
<茶類>（緑茶類）ほうじ茶　浸出液	浸出法：茶 15 g/90℃ 650 mL，0.5 分
<茶類>（緑茶類）玄米茶　浸出液	浸出法：茶 15 g/90℃ 650 mL，0.5 分
<茶類>（発酵茶類）ウーロン茶　浸出液	浸出法：茶 15 g/90℃ 650 mL，0.5 分
<茶類>（発酵茶類）紅茶　浸出液	浸出法：茶 5 g/ 熱湯 360 mL，1.5 分～ 4 分
<コーヒー・ココア類>コーヒー　浸出液	浸出法：コーヒー粉末 10 g/ 熱湯 150 mL

3.8 エネルギー量を気にしたい甘い嗜好飲料

　甘い飲料は，嗜好飲料類（**表3.5**），果実類（**表3.6**），乳類（**表3.7**）に収載されています。これらの食品の一包装は約200 mL～2 Lと相違があり，摂取量の個人差も大きいです。これらの食品を摂取する場合は，エネルギー量と糖類（単糖類および二糖類の総量，栄養成分表示の定義と同じ）に留意しましょう。糖類は炭水化物成分表を用いると計算できます。

　表3.5に嗜好飲料類の甘い飲料のエネルギー，炭水化物，糖類を示します。スポーツドリンク，果実色飲料，ビール風味炭酸飲料は原料食品として炭水化物に寄与する食品は甘味料だけなので，炭水化物成分表の収載はありませんが，この値を糖類と推定することができます。

[表3.5]　嗜好飲料類の甘い飲料のエネルギー, 炭水化物, 糖類（/100 g）

食品名	エネルギー (kcal)	栄養計算用炭水化物 (g)	糖類 (g)
＜コーヒー・ココア類＞コーヒー　コーヒー飲料　乳成分入り　加糖	38	8.3	-
＜その他＞甘酒	76	(16.9)	3.5
＜その他＞スポーツドリンク	21	5.1	-
＜その他＞（炭酸飲料類）果実色飲料	51	12.8	-
＜その他＞（炭酸飲料類）コーラ	46	(12.0)	12.0
＜その他＞（炭酸飲料類）サイダー	41	10.2	8.9
＜その他＞（炭酸飲料類）ビール風味炭酸飲料	5	1.2	-
中央値	41	10.2	8.9

　果実類をみると果実ジュース32食品が収載されています。**表3.6**にエネルギー，炭水化物，糖類を示します。糖類は炭水化物成分表への収載がないため未収載の食品があります。中央値をみると，糖類は炭水化物の88％の値です。また，ジュースを200 mL摂取すると，おおよそ92 kcal糖類を19.8 g摂取することがわかります。糖類が不明の果実類のジュースは，炭水化物値に0.88を乗じて糖類の値とすることも一考です。

　乳類にも甘い嗜好飲料が収載されています。**表3.7**に乳類の嗜好飲料のエネルギー，炭水化物，糖類を示します。なお，乳酸菌飲料　殺菌乳製品は希釈して飲む製品なので，収載値の20％の値（20濃度に希釈した食品）を計算し，表に入れました。糖類には炭水化物成分表への収載がないため未収載の食品があります。中央値をみると，糖類は炭水化物の94％の値です。また，これらの飲料を200 mL摂取すると，おおよそ102 kcal糖類を19 g摂取することがわかります。糖類が不明の乳製品の飲料は，炭水化物値に0.94を乗じて糖類の値とすることも一考です。

[表**3.6**]　果実類のジュース類のエネルギー，炭水化物，糖類（/100 g）

食品名	エネルギー (kcal)	栄養計算用炭水化物 (g)	糖類 (g)
アセロラ　果実飲料　10％果汁入り飲料	42	10.3	-
うめ　果実飲料　20％果汁入り飲料	49	12.2	-
(かんきつ類) うんしゅうみかん　果実飲料　ストレートジュース	45	10.9	9.1
(かんきつ類) うんしゅうみかん　果実飲料　濃縮還元ジュース	42	10.2	8.3
(かんきつ類) うんしゅうみかん　果実飲料　果粒入りジュース	53	13.1	-
(かんきつ類) うんしゅうみかん　果実飲料　50％果汁入り飲料	59	14.7	-
(かんきつ類) うんしゅうみかん　果実飲料　20％果汁入り飲料	50	12.4	-
(かんきつ類) オレンジ　バレンシア　果実飲料　ストレートジュース	45	9.9	8.8
(かんきつ類) オレンジ　バレンシア　果実飲料　濃縮還元ジュース	46	11.0	7.7
(かんきつ類) オレンジ　バレンシア　果実飲料　50％果汁入り飲料	46	11.0	-
(かんきつ類) オレンジ　バレンシア　果実飲料　30％果汁入り飲料	41	10.1	-
(かんきつ類) グレープフルーツ　果実飲料　ストレートジュース	44	10.2	8.7
(かんきつ類) グレープフルーツ　果実飲料　濃縮還元ジュース	38	8.6	7.7
(かんきつ類) グレープフルーツ　果実飲料　50％果汁入り飲料	45	11.0	-
(かんきつ類) グレープフルーツ　果実飲料　20％果汁入り飲料	39	9.7	-
(かんきつ類) シークヮーサー　果実飲料　10％果汁入り飲料	48	11.8	-
グァバ　果実飲料　20％果汁入り飲料（ネクター）	49	11.5	9.9
グァバ　果実飲料　10％果汁入り飲料	50	12.1	-
ココナッツ　ココナッツウォーター	22	5.0	7.9
パインアップル　果実飲料　ストレートジュース	46	11.0	9.9
パインアップル　果実飲料　濃縮還元ジュース	45	11.1	9.9
パインアップル　果実飲料　50％果汁入り飲料	50	12.1	-
パインアップル　果実飲料　10％果汁入り飲料	50	12.4	-
ぶどう　果実飲料　ストレートジュース	54	(13.9)	13.9
ぶどう　果実飲料　濃縮還元ジュース	46	(11.7)	11.7
ぶどう　果実飲料　70％果汁入り飲料	52	12.8	-
ぶどう　果実飲料　10％果汁入り飲料	52	13.1	-
(もも類) もも　果実飲料　30％果汁入り飲料（ネクター）	46	(11.7)	11.8
りんご　果実飲料　ストレートジュース	43	10.7	10.6
りんご　果実飲料　濃縮還元ジュース	47	11.5	10.3
りんご　果実飲料　50％果汁入り飲料	46	1.0	-
りんご　果実飲料　30％果汁入り飲料	46	11.4	-
中央値	46	11.3	9.9

嗜好飲料にはこれらのほかにアルコール飲料があります。アルコール飲料の摂取量は個人差が大きいです。食品成分表からアルコール飲料のリストを作成し，アルコール摂取のアドバイスに活用してみてもよいでしょう。

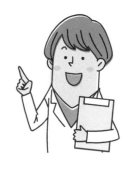

食品名	エネルギー （kcal）	栄養計算用 炭水化物 （g）	糖類 （g）
＜牛乳及び乳製品＞（液状乳類）乳飲料　コーヒー	56	7.7	7.6
＜牛乳及び乳製品＞（液状乳類）乳飲料　フルーツ	46	9.9	-
＜牛乳及び乳製品＞（発酵乳・乳酸菌飲料）ヨーグルト　ドリンクタイプ　加糖	64	11.5	9.9
＜牛乳及び乳製品＞（発酵乳・乳酸菌飲料）乳酸菌飲料　乳製品	64	15.1	15.1
＜牛乳及び乳製品＞（発酵乳・乳酸菌飲料）乳酸菌飲料　殺菌乳製品*	43	10	-
＜牛乳及び乳製品＞（発酵乳・乳酸菌飲料）乳酸菌飲料　非乳製品	39	9.2	9.1
中央値	51	10.1	9.5

* 20％に希釈した値

表3.7の「乳酸菌飲料 乳製品」の代表的な商品はヤクルト，「乳酸菌飲料　殺菌乳製品」の代表的な商品はカルピスです。

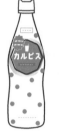
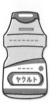

コラム

糖類の過剰摂取に注意！

　糖類（単糖および二糖類）の過剰摂取が肥満やう歯の原因となることは広く知られています。そのため，たとえばWHOはそのなかのfree sugar（遊離糖類：食品加工または調理中に加えられる糖類）の摂取量に関する勧告を出し，総エネルギーの10％未満，望ましくは5％未満に留めることを推奨しています。しかし，日本では，食品標準成分表に単糖や二糖類などが収載されたのは比較的最近で，糖類の摂取量の把握がいまだ困難です。そのため食事摂取基準2020年版では，その基準の設定が見送られました。また，糖類の目標量の設定のための研究（観察研究および介入研究）を進める必要があるとされています。なお，日本食品標準成分表における糖類の欠損値を補完したうえで日本人における糖類摂取量を調べた研究では，その平均摂取量（男児・男性/女児・女性）は幼児（18～35か月）で6.1/6.9％エネルギー，小児（3～6歳）で7.6/7.7％エネルギー，学童（8～14歳）で5.8/6.0％エネルギー，成人（20～69歳）で6.1/7.4％エネルギーであったと報告しています。そのため，日本でもその過剰摂取に注意すべき状態であるおそれが示唆されています。

糖類の過剰は肥満やう歯の原因になります。

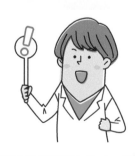

3.9 調味料に含まれる食塩相当量

　しょうゆ，ソース，調味ソース，ドレッシングなどに含まれる食塩相当量を**表3.8**に示します。それぞれの量を比べてみると，使い方や使用量を考えることにつながり，無理のない減塩を行うことができます。

[表**3.8**] **調味料の食塩相当量** (g/100 g)

こいくちしょうゆ	14.5
こいくちしょうゆ 減塩	8.3
うすくちしょうゆ	16.0
だししょうゆ	(7.3)
うすくちしょうゆ 低塩	12.8
ウスターソース	8.5
中濃ソース	5.8
濃厚ソース	5.6
トマトケチャップ	3.1
ごま酢	(1.7)
ごまだれ	(4.3)
三杯酢	(2.0)
二杯酢	(6.4)
すし酢 ちらし・稲荷用	(6.5)
すし酢 にぎり用	(9.8)
すし酢 巻き寿司・箱寿司用	(8.6)
中華風合わせ酢	(5.5)
ぽん酢しょうゆ	(5.8)
ぽん酢しょうゆ 市販品	7.8
半固形状ドレッシング マヨネーズ 全卵型	1.9
半固形状ドレッシング マヨネーズ 卵黄型	2.0
半固形状ドレッシング マヨネーズタイプ 低カロリータイプ	3.9
分離液状ドレッシング フレンチ	(6.3)
分離液状ドレッシング 和風 ノンオイル	7.4
乳化液状ドレッシング ごま	(4.4)
乳化液状ドレッシング サウザンアイランド	(3.0)
乳化液状ドレッシング フレンチ	(6.4)

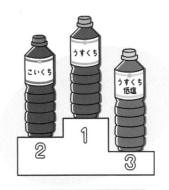

しょうゆの食塩相当量

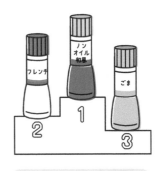

ドレッシングの食塩相当量

　ノンオイルの和風ドレッシングは脂質少なめですが，食塩相当量が多いので気をつけましょう！

　調理料を使うときは少しずつ味を確認するとよいでしょう。一度にたくさん使うのは危険です！

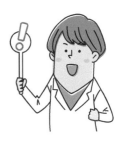

3.10 和食と洋食に含まれる食塩相当量

　調理済み流通食品類のそう菜から，和風そう菜と洋風そう菜の食塩相当量を**表3.9**，**表3.10**に示します。食塩相当量の平均値は，和風そう菜1.1 g，洋風そう菜1.0 gです。両者の食塩相当量は近似していることがわかります。また，洋風そう菜の揚げ物（コロッケ類，フライ類）の食塩相当量は平均値より低い0.7〜0.9 gです。しかし，これらの食品に先の**表3.8**に示したウスターソースやタルタルソースなどをつけて食べると，さらに食塩相当量が増加することがわかります。そこで，揚げ物に調味料をつけて食べることについて考えることにつながります。

［表**3.9**］ 和風そう菜の食塩相当量（g/100 g）平均値1.1 g

和え物類		煮物類	
青菜の白和え	(1.3)	卯の花いり	(1.1)
いんげんのごま和え	(1.2)	親子丼の具	(1.0)
わかめとねぎの酢みそ和え	(1.8)	牛飯の具	(1.0)
汁物類		切り干し大根の煮物	(0.9)
とん汁	(0.6)	きんぴらごぼう	(0.9)
酢の物類		ぜんまいのいため煮	(1.1)
紅白なます	(0.6)	筑前煮	(1.1)
その他		肉じゃが	(1.2)
アジの南蛮漬け	(0.7)	ひじきのいため煮	(1.4)

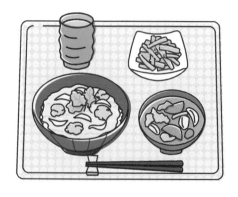

しょうゆ，酒，みりん，食塩など
和風料理に欠かせない調味料は，
料理に合った種類を上手に使い，味を
確認しながら少しずつ使いましょう。

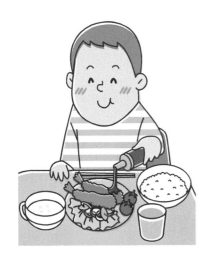

両方の表から見てもわかるとおり，和食と洋食のおそう菜の食塩相当量の平均値は近い値です。ですが，ソースなどの調味料をかけると食塩相当量は増えるので気を付けましょう！

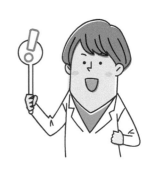

[表**3.10**] 洋風そう菜の食塩相当量 (g/100 g) 平均値 1.0 g

■ カレー類

チキンカレー	(1.4)
ビーフカレー	(1.7)
ポークカレー	(1.4)

コロッケ類

カニクリームコロッケ	(0.8)
コーンクリームコロッケ	(0.8)
ポテトコロッケ	(0.7)

シチュー類

| チキンシチュー | (0.7) |
| ビーフシチュー | (1.0) |

素揚げ類

| ミートボール | (1.2) |

スープ類

| かぼちゃのクリームスープ | (0.8) |
| コーンクリームスープ | (0.9) |

■ ハンバーグステーキ類

合いびきハンバーグ	(0.9)
チキンハンバーグ	(1.2)
豆腐ハンバーグ	(0.6)

フライ類

いかフライ	(0.5)
えびフライ	(0.9)
白身フライ	0.9
メンチカツ	(0.9)

■ その他

| えびピラフ | (1.4) |
| えびグラタン | (1.0) |

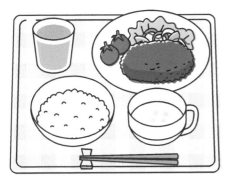

揚げ物はそのまま食べてみてから調味料を使うかどうかを考えてみましょう。

3.11 3種類のカレーと3種類のハンバーグ

　カレーとハンバーグは給食での定番メニューです。調理済み流通食品類には，3種類（チキン，ビーフ，ポーク）のカレーおよび3種類のハンバーグ（合いびき，チキン，豆腐）が収載されています。これらの主要な栄養成分量を棒グラフで示します（**図3.10**）。まず3種類のカレーを比べると，チキンは，エネルギー，たんぱく質，カルシウム，ビタミンAが最大です。次に3種類のハンバーグを比べると，合いびきは，エネルギー，たんぱく質，脂質，ビタミンB_1が最大です。豆腐は，カルシウム，ビタミンAが最大です。図で説明すると，各商品の成分特性がわかるため，献立作成や食事アドバイスに役立ちます。

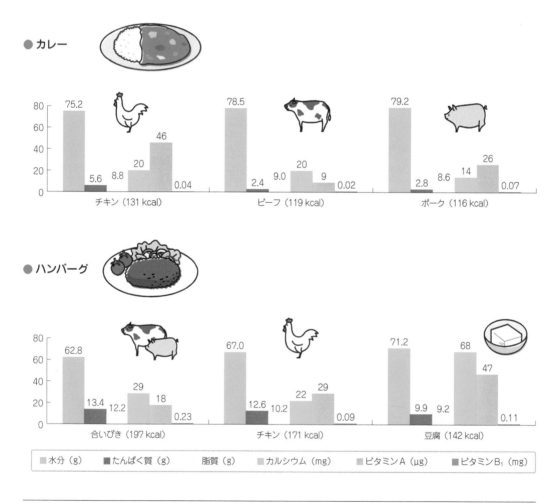

[図3.10] 3種類のカレーおよび3種類のハンバーグの主要な栄養成分量（/100 g）

3.12 日本の食文化がわかる煮豆の料理名

　豆類には，日本の常備菜であり保存食品でもある煮豆類が収載されています。これらの煮豆は箸休め*として配膳されることが多いのではないでしょうか。これらの煮豆の料理名（食品名）は，●●豆の煮豆ではなく，鶯豆，鶉豆など日本の食文化を考えることができる不思議な名称です（**表3.11**）。食品成分表を見て，栄養成分の特徴を調べるとともに名前の漢字や由来を伝えたり，調べてもらったりすることは，日本の食文化の理解と継承につながります。

*箸休め：食事の途中で気分を変えたり，味覚を新鮮にするために食べる，ちょっとしたおかず，少量の料理。

[**表3.11**] 煮豆の料理名

食品名	原材料の豆	料理名の漢字と名称の由来
うずら豆	いんげん豆 （金時豆および輸入の赤系中粒いんげん）	鶉豆：灰褐色に黒褐色のまだらがあり，形が鶉に似ている
うぐいす豆	えんどう豆（青えんどう）	鶯豆：鶯の羽の色の黄緑色にできあがる
おたふく豆	そら豆（皮つきのそらまめ）	阿多福豆：形がふくよかなお多福の顔に似ている。黒く仕上げる
そら豆	そら豆（皮なしのそらまめ）	富貴豆：豆の皮を剝いて煮ると黄色に仕上がるため黄金に例えた
しょうゆ豆	そら豆（皮なしのそらまめ）	醤油豆：香川県の郷土料理。しょうゆに漬け込んだ豆。作り方からの名称

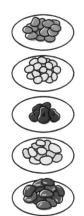

3.13 だし類の比較

　食品成分表の〈だし類〉には，和風，洋風，中華だしが収載され，だしの材料と作り方が記載されています。だしの作り方のページをみると，日本のだしは，洋風や中華だしに比べ，材料の種類が少なく少量であること，調理時間が短いことがわかります。和風だしは，地球にやさしいだしです。**表3.12**に主要な和風だしと洋風だしの材料を記載しました。食品成分表を使って，さまざまなだしの作り方を調べることができます。また，だしをつくり味わいながら，だしに合う料理を考えることもできます。

[**表3.12**] 主なだしの材料

食品名	材料
かつおぶしだし，荒節	かつお節荒節，削り節（薄削り）
昆布だし	昆布
煮干しだし	煮干し
洋風だし	牛もも肉，にんじん，たまねぎ，セロリー，塩

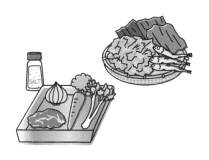

「ノンカロリー」と「低カロリー」,「ノンシュガー」と「微糖」

食品表示基準の別表第13（表一部抜粋）に，熱量，脂質，飽和脂肪酸，コレステロール，糖類，ナトリウムについて，含まない旨の表示（ノン等）ができる基準値と，低い旨の表示（低，微等）の食品100 g当たりの基準量が示されています。下の表をみると，「ノンカロリー」で「ノンシュガー」の食品は5 kcalで0.5 gの糖類を，「低カロリー」で「微糖」の食品は40 kcalで5 gの糖類を含んでいる可能性があります。食品を購入するときには，文言ではなく表示の数値を確認しましょう。

ちなみに「ノンオイル」の食品は5 kcalで0.5 gの脂質を含みますが，ノンオイルドレッシングは例外で，脂質を3 g含んでいます。「低脂質」は40 kcalで脂質を1.5 g含んでいます。

栄養成分および熱量	含まない旨の表示の基準値 食品100 g当たり	低い旨の表示の基準値 食品100 g当たり	低減された旨の表示の基準値 食品100 g当たり
熱 量	5 kcal (5 kcal)	40 kcal (20 kcal)	40 kcal (20 kcal)
脂 質	0.5 g (0.5 g)	3 g (1.5 g)	3 g (1.5 g)
糖 類	0.5 g (0.5 g)	5 g (2.5 g)	5 g (2.5 g)

（　）内は一般に飲用に供する液状の食品100 ml当たりの場合

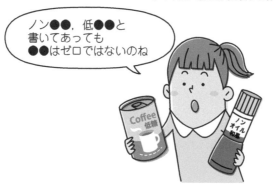

ノン●●，低●●と書いてあっても●●はゼロではないのね

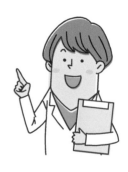

このように食品成分表は食育や栄養教育の課題を科学的にわかりやすく説明できるツールのひとつです。さまざまな課題について食品成分表を活用してみましょう。

［参考文献］

1) 国民食糧及栄養對策審議会編，日本食品標準成分表，第一出版，1950

2) 文部科学省，日本食品標準成分表2020年版（八訂）：
https://www.mext.go.jp/a_menu/syokuhinseibun/mext_01110.html〔2023年9月4日現在〕

3) 文部科学省，日本食品標準成分表（八訂）増補2023年：
https://www.mext.go.jp/a_menu/syokuhinseibun/mext_00001.html〔2023年9月4日現在〕

4) 文部科学省科学技術学術審議会編，五訂増補日本食品表標準成分表，国立印刷局，2005

5) 文部科学省科学技術・学術審議会資源調査分科会編，日本食品標準成分表2010，全国官報販売協同組合，2010

6) 文部科学省，日本食品標準成分表2015年版（七訂）：
https://www.mext.go.jp/a_menu/syokuhinseibun/1365295.htm〔2023年9月4日現在〕

7) 文部科学省，日本食品標準成分表2020年版（八訂）アミノ酸組成表編：
https://www.mext.go.jp/content/20230428-mxt_kagsei-mext_00001_021.pdf〔2023年9月4日現在〕

8) 文部科学省，日本食品標準成分表2020年版（八訂）脂肪酸成分表編：
https://www.mext.go.jp/content/20230428-mxt_kagsei-mext_00001_031.pdf〔2023年9月4日現在〕

9) 文部科学省，日本食品標準成分表2020年版（八訂）炭水化物成分表編：
https://www.mext.go.jp/content/20230428-mxt_kagsei-mext_00001_041.pdf〔2023年9月4日現在〕

10) 科学技術庁資源調査会編，四訂日本食品表標準成分表，大蔵省印刷局，1982

11) 科学技術庁資源調査会編，五訂日本食品表標準成分表，国立印刷局，2000

12) 科学技術庁資源調査会編，三訂日本食品表標準成分表，大蔵省印刷局，1963

13) Food and Agriculture Organization of the United Nations, Food energy - methods of analysis and conversion factors, Report of a technical workshop, FAO Food and Nutrition paper 77., 2003

14) FAO/INFOODS, Guidelines for Checking Food Composition Data prior to the Publication of a User Table/Database, Version 1.0., 2012

15) 科学技術庁資源調査所，科学技術庁資源調査会編資料第70号「日本食品標準成分表の改訂に関する調査資料―日本人における大豆及び大豆製品の利用エネルギー測定調査結果―」，科学技術庁資源調査所，1979

16) 科学技術庁資源調査所，科学技術庁資源調査会編資料第73号「日本食品標準成分表の改訂に関する調査資料―日本人における動物性食品の利用エネルギー測定調査結果―」，科学技術庁資源調査所，1980

17) 科学技術庁資源調査所，科学技術庁資源調査会編資料第92号「日本食品標準成分表の改訂に関する調査資料―日本人における穀類の利用エネルギー測定調査結果―」，科学技術庁資源調査所，1981

18) 科学技術庁資源調査所，科学技術庁資源調査会編資料第99号「日本食品標準成分表の改訂に関する調査資料―日本人における油脂類の利用エネルギー測定調査結果及び主要食品の利用エネルギー―」，科学技術庁資源調査所，1982

19) 科学技術庁資源調査所，科学技術庁資源調査会編資料第82号「日本食品標準成分表の改訂に関する調査資料―日本人における藻類及びきのこ類の利用エネルギー測定調査結果―」，科学技術庁資源調査所，1980

20) 厚生労働省，日本人の食事摂取基準（2020年版）―「日本人の食事摂取基準」策定検討会報告書：https://www.mhlw.go.jp/stf/newpage_08517.html〔2023年9月4日現在〕

21) 文部科学省 科学技術・学術審議会資源調査分科会，食品成分委員会日本食品標準成分表2020年版（八訂）分析マニュアル，2022：https://www.mext.go.jp/content/20220222-mext_kagsei-index_100.pdf

22) 安井明美・渡邊智子，(一財)日本食品分析センター編著，日本食品標準成分表2020年版（八訂）分析マニュアル・解説，建帛社，2023

23) 文部科学省，日本食品標準成分表2015年版（七訂）追補2018年，第5部 資料：
https://www.mext.go.jp/a_menu/syokuhinseibun/1411618.htm〔2023年9月4日現在〕

24) 渡邊智子・鈴木亜夕帆・萩原清和・見目明継，「調理による成分変化を考慮した栄養価計算のための成分表」日本栄養・食糧学会誌，55巻，3号，2002

25) 渡邊智子，日本食品標準成分表2020年版（八訂）の特徴と活用，栄養学雑誌，Vol.79，No.5，253-264，2021

26) 渡邊智子，『日本食品標準成分表』の活用でもっと深まる 食品と調理のキソ知識，臨床栄養,138巻2号～141巻7号,2020～2022

27) 渡邊智子，知れば知るほどおもしろい！「食品成分表」，連載1～43，女子栄養大学出版部Webマガジン：
https://eiyo21.com/blog/tag/tomokowatanabe/〔2023年9月4日現在〕

28) 渡邊智子，日本食品標準成分表2020年版（八訂）の改訂のポイントと活用方法 食品と開発，Vol.57，No.3，17-22，2022

29) 松本万理・渡邊智子・松本信二・安井明美，食品のエネルギー値の算出方法についての検討：組成に基づく方法と従来法との比較，日本栄養・食糧学会誌，73巻，6号，255-264，2020

30) 安井健・松本万里・渡邊智子・安井明美，日本食品標準成分表2020年版（八訂）におけるエネルギーの計算方法，日本栄養・食糧学会誌，74巻，4号，171-180，2021

著者紹介

渡邊智子（博士（医学），家政学学士）

1954年　共立女子大学家政学部食物学科卒業
現　在　学校法人食糧学院　東京栄養食糧専門学校校長，千葉県立保健医療大学名誉教授，産業栄養指導者会会長，千葉県学校保健学会理事長
著　書　『100kcal日本食品成分表2023』建帛社（2023，編著），『食べ物と健康 食事設計と栄養・調理』南江堂（2021，編者），『和食と健康』思文閣出版（2016，共著），『ちば型食生活食事実践ガイドブック』千葉県（2021，共著）ほか
　　　　女子栄養大学出版部Webマガジンに食品成分表に関する記事を掲載
研究活動等　食品成分表の策定と活用に関する研究と啓蒙活動，食育ツールの開発と啓蒙活動

NDC 498.51　　143 p　　26 cm

これだけは知っておきたい！
「食品成分表」と「栄養計算」のきほん

2023年9月27日　第1刷発行

著　者　渡邊智子
発行者　髙橋明男
発行所　株式会社　講談社
　　　　〒112-8001　東京都文京区音羽2-12-21
　　　　　　販　売　(03)5395-4415
　　　　　　業　務　(03)5395-3615

KODANSHA

編　集　株式会社　講談社サイエンティフィク
　　　　代表　堀越俊一
　　　　〒162-0825　東京都新宿区神楽坂2-14　ノービィビル
　　　　　　編　集　(03)3235-3701

本文データ制作
カバー印刷　株式会社双文社印刷
表紙・本文印刷
製　　本　株式会社ＫＰＳプロダクツ